TRAITEMENT NOUVEAU

DES MALADIES

DE

LA GORGE, DU NEZ

DU LARYNX (Voix)

ET DES

OREILLES (Surdité)

PAR

Le Dr CARRILLON (de Boulogne)

Licencié ès sciences physiques, Licencié ès sciences naturelles,
Docteur en médecine, Docteur ès sciences, Ancien élève de l'École des Hautes-Études,
Professeur à l'Association philotechnique, ancien maître de Conférences de Faculté,
Ancien Professeur (Université de Paris), etc.,
Professeur libre de Rhinologie, d'Otologie et de Laryngologie,
Spécialiste pour les maladies de la gorge, du nez et des oreilles,
66, grande rue Paris-Boulogne.

Le Dr F. MADEUF

Président de la Société des Docteurs-Pharmaciens,
Ancien Professeur de l'Association philotechnique de Paris,
LICENCIÉ ÈS SCIENCES PHYSIQUES ET LICENCIÉ ÈS SCIENCES NATURELLES,
Professeur libre pour les maladies des Oreilles (surdité), de la Gorge, du Larynx et du Nez
à l'École pratique de la Faculté de Médecine de Paris, etc.

Le Dr J. RAHON

Président de la Société des Licenciés ès sciences Docteurs en médecine,
Licencié ès sciences,
Ancien élève de l'École des Hautes-Études, Lauréat de la Faculté de médecine de Paris,
Membre lauréat de la Société d'Anthropologie,
Spécialiste pour les maladies de la gorge, du nez et des oreilles,
Professeur libre de Rhinologie, d'Otologie et de Laryngologie.

7ᵉ ÉDITION

Prix : 2 francs.

PARIS

10, RUE FONTAINE-AU-ROI

TRAITEMENT NOUVEAU

DES MALADIES

DE

LA GORGE, DU NEZ

DU LARYNX (Voix)

ET DES

OREILLES (Surdité)

PAR

Le Dr CARRILLON (de Boulogne)

Licencié ès sciences physiques, Licencié ès sciences naturelles,
Docteur en médecine, Docteur ès sciences, Ancien élève de l'École des Hautes-Études,
Professeur à l'Association philotechnique, ancien maître de Conférences de Faculté,
Ancien Professeur (Université de Paris), etc.,
Professeur libre de Rhinologie, d'Otologie et de Laryngologie,
Spécialiste pour les maladies de la gorge, du nez et des oreilles,
66, grande rue Paris-Boulogne.

Le Dr F. MADEUF

Président de la Société des Docteurs-Pharmaciens,
Ancien Professeur de l'Association philotechnique de Paris,
LICENCIÉ ÈS SCIENCES PHYSIQUES ET LICENCIÉ ÈS SCIENCES NATURELLES,
Professeur libre pour les maladies des Oreilles (surdité), de la Gorge, du Larynx et du Nez
à l'École pratique de la Faculté de Médecine de Paris, etc.

Le Dr J. RAHON

Président de la Société des Licenciés ès sciences Docteurs en médecine,
Licencié ès sciences.
Ancien élève de l'École des Hautes-Études, Lauréat de la Faculté de médecine de Paris,
Membre lauréat de la Société d'Anthropologie,
Spécialiste pour les maladies de la gorge, du nez et des oreilles,
Professeur libre de Rhinologie, d'Otologie et de Laryngologie.

7e ÉDITION

Prix : 2 francs.

PARIS

10, RUE FONTAINE-AU-ROI

PRÉFACE

C'est pour le public que ce livre a été tout spécialement écrit. La préoccupation à laquelle nous obéissons, en le publiant, est le résultat de l'étude attentive, poursuivie depuis de longues années déjà, des exigences de notre clientèle médicale.

Les soucis du malade qui vient nous consulter sont multiples. Il n'attend pas seulement de nous une ordonnance formulée en quelques phrases toujours trop brèves et trop rapides, au reste, *à son avis*; il désire aussi *connaître à fond* toute l'histoire de sa maladie; il veut qu'on lui fasse comprendre comment elle a pu naître et se développer chez lui, sa cause en un mot, quel est le mécanisme suivant lequel agiront toutes les prescriptions du traitement qui lui est ordonné pour arriver à le délivrer de son mal. Ce n'est que lorsqu'il a bien *tout appris*, qu'il a *tout compris*, qu'il applique alors avec assiduité et intelligence tous les plus minutieux détails de son traitement. Or, d'une part, le temps du médecin est trop compté pour qu'il puisse matériellement faire, au cours d'une consultation, cette *éducation médicale* du malade, pour laquelle de longues heures seraient indispensables dans chaque cas. D'autre part, *tout ce que dit*, explique, conseille le médecin à son malade, *est trop souvent* oublié à *la sortie* même du cabinet de consultation.

C'est précisément pour obvier à ces deux inconvénients que nous nous sommes décidé à publier ce *Guide médical*. Nos malades y trouveront à chaque instant tous les détails qu'ils ont intérêt à connaître sur leur cas; ils auront sans cesse sous leurs yeux les détails du traitement qu'ils ont à suivre. En un mot, ce livre constituera vraiment pour eux un *Guide médical de toutes les heures*.

Nos confrères pourront y trouver eux-mêmes des renseignements utiles.

Les documents qui nous ont servi pour publier ce volume sont ceux-là mêmes que nous avons utilisés, et pour les recherches particulières de chacun de nous sur la physiologie spéciale du nez et de l'oreille, et pour les cours que l'un de nous a eu l'honneur de faire à l'*École pratique de la Faculté de Médecine de Paris*, et pour les conférences organisées à notre Clinique-École, à Paris. Le succès obtenu jusqu'à ce jour par notre enseignement libre et ouvert à tous nous permet d'espérer que notre *Guide médical* constituera une œuvre à la fois utile à nos malades, originale et instructive pour nos confrères.

CHAPITRE PREMIER.

Les causes des maladies de la gorge, du larynx, du nez et des oreilles.

Il est incontestable que les oreilles et les premières voies respiratoires sont bien plus souvent malades que les poumons, les bronches et les autres organes.

D'une part, le cancer, la tuberculose, la syphilis et les autres affections qui frappent toutes les parties du corps ne les épargnent pas; d'un autre côté, la plupart des maladies infectieuses : scarlatine, rougeole, etc., ayant une prédilection pour la gorge et ses annexes, débutent fréquemment par l'inflammation de ces organes.

A quelles causes rattacher les maladies pour ainsi dire spéciales à ces régions, à quelles raisons attribuer leur fréquence et surtout leur durée ? Toutes les affections des oreilles et des premières voies respiratoires peuvent être considérées comme étant engendrées, *entretenues* par la congestion, l'*irritation* causées par la stagnation de mucosités ou de produits de la desquamation (renouvellement de surface des muqueuses) dans les nombreux culs-de-sac ouverts dans toutes les cavités nasales ou buccales [1].

1. Nous avons dit que l'impossibilité pour le malade de vider par le moucher les culs-de-sac nasaux est la cause des maladies d'oreilles, du nez et de la gorge. La preuve est facile à faire : si l'on suit une rivière, on remarque que tout ce qui tombe dans les renfoncements, les culs-de-sac (bois, bouchon, paille) n'est pas entraîné par la rivière, quelles que soient la vitesse et la force du courant. La figure ci-après est très démonstrative :

AB, cours de la rivière; — C, cul-de-sac qui retient prisonnier un bouchon, une paille, etc.

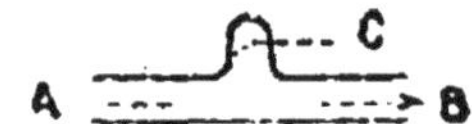

Le corps étranger situé en ce cul-de-sac C ne peut être entraîné par le courant AB, quelle que soit sa violence. On comprendra donc combien sont impuissants les efforts du moucher, les reniflements, les douches nasales par le siphon de Weber ou par tout autre appareil, les pulvérisations, les éternuements, les pommades ou autres médicaments introduits dans le nez, puisqu'ils n'atteignent pas les culs-de-sac. Pour la même cause, les malades qui reniflent le matin ne sont débarrassés par aucun des moyens cités plus haut : reniflement, gargarismes, toux et vomissements, parce que les mucosités sont situées dans les culs-de-sac où elles se sont accumulées par suite de la position couchée et d'où elles sortent sous la seule action de la pesanteur dans la station verticale.

On comprend aussi facilement pourquoi les écoulements d'oreilles sont

Maladies nasales. — Qu'un individu prenne un rhume de cerveau, l'air passe difficilement dans les fosses nasales, et le nettoyage obtenu par l'acte de moucher est incomplet, parce que le gonflement de la muqueuse, obstruant les fosses nasales, augmente la capacité des culs-de-sac préexistants et en détermine de nouveaux. Ces culs-de-sac remplis de mucosités stagnantes, à la même température que le corps, constituent autant de foyers où se développent les poussières microbiennes dont l'air est rempli et que chacun a pu observer dans un appartement traversé par un rayon de soleil. Ces mucosités ensemencées de microbes vont former autant de corps étrangers contre lesquels la muqueuse aura à se défendre. Or, une muqueuse se défend en sécrétant de nouvelles mucosités qui subissent bientôt le sort des premières, appellent une autre série de sécrétions, etc. Voilà le mode de début et la cause des catarrhes chez les personnes qui mouchent abondamment.

Il est facile de prouver l'exagération des sécrétions muqueuses sous l'influence d'un corps étranger par une expérience physiologique qui est à la portée de tout le monde.

Prisez du tabac, du sable, une poudre quelconque: la muqueuse nasale, pour chasser la substance introduite, sécrète abondamment et le nez coule. Si dans la poche stomacale d'un animal vivant on introduit en même temps un aliment, par exemple, et un corps étranger, sable, éponge, etc., deux phénomènes se produisent : la muqueuse, se trouvant en contact avec une substance alimentaire, entre immédiatement en fonction, se congestionne et sécrète un mucus contenant de la pepsine, capable de dissoudre l'aliment. C'est ce qui se passe à l'état normal dans la digestion. Au contraire, la partie de muqueuse en contact avec le corps non digestible sécrétera du mucus simple, chargé de défendre la muqueuse, de mettre une barrière entre elle et l'intrus.

Dans le nez, le même fait s'accomplit. Dès qu'un corps étranger arrive sur la muqueuse nasale, celle-ci commence à sécréter, et nous en sommes avertis par le besoin de nous moucher; mais si, par une disposition quelconque, la mucosité logée dans un cul-de-sac ne peut être totalement expulsée, alors la fermentation s'établit, les armées microbiennes entrent en ligne, transforment la mucosité en corps étranger, obligeant la muqueuse elle-même à

intarissables. Les injections employées remplissent bien les culs-de-sac, mais n'entraînent pas leur contenu. Enfin, et par-dessus tout, grâce à ce qui précède, on comprend que le traitement consiste à fouiller, nettoyer, débarrasser ces culs-de-sac, à y porter des médicaments dans toutes les régions malades, et que ce traitement donne les résultats que la théorie explique.

sécréter de nouvelles mucosités pour mettre un mur entre elle et ses propres excrétions, entre elle et les produits de sa desquamation viciée par l'invasion microbienne.

Voilà donc l'origine des sécrétions intarissables chez les personnes qui mouchent trop et l'explication de la mauvaise odeur de ces sécrétions lorsque le séjour dans les fosses nasales en est trop prolongé.

Quant à la consistance des mucosités mucilagineuses, sèches ou croûteuses, elle tient à la disposition même des fosses nasales. Sous l'influence d'un contact prolongé avec des sécrétions putréfiées, la muqueuse s'atrophie, se détruit comme se détruirait tout tissu perpétuellement en contact avec des substances en état de corruption.

La muqueuse se détruisant, le nez devient trop libre, le courant d'air provoqué par l'acte du moucher perd en force ce qu'il gagne en étendue, et n'a plus la puissance suffisante à chasser les mucosités nasales.

Dès lors ces dernières s'accumulent, se dessèchent, deviennent croûteuses, d'odeur infecte et pénétrante. Voilà l'histoire de l'ozène ou punaisie.

Quant aux polypes nasaux, ils naissent toujours dans les culs-de-sac où s'entassent des mucosités et du pus dont la présence est incontestablement la cause de cette reproduction incessante qu'un traitement rationnel peut seul arrêter.

Nous avons donc raison de dire, et l'avenir confirmera notre affirmation : les affections nasales sont dues à la stagnation des mucosités et des produits de la desquamation de la muqueuse. Le succès du traitement appliqué conformément aux idées émises plus haut nous donne absolument raison. De plus, la rareté des maladies de nez et d'oreilles chez les animaux et même chez certaines races humaines vient à l'appui de notre dire, comme nous l'avons démontré.

Maladies de l'oreille moyenne. — (Nous excepterons de notre théorie la sclérose, qui frappe aussi l'oreille interne et survient progressivement sans causes apparentes bien déterminées.)

Les affections de l'oreille moyenne peuvent se ranger en deux groupes : le catarrhe de la trompe et de la caisse, et l'abcès, l'otorrhée, l'écoulement de l'oreille. Tous les raisonnements qui nous ont conduit à déterminer l'origine des affections nasales par le séjour des mucosités et des produits de la desquamation des muqueuses peuvent nous servir à expliquer les maladies de l'oreille et leur traitement. Par suite de la station véritablement exceptionnelle que prend l'homme civilisé pendant le repos au lit, les mucosités du nez, ne pouvant s'écouler au dehors, gagnent la trompe d'Eustache[1], l'irritent. La muqueuse qui tapisse celle-ci se gonfle, interceptant tout passage à l'air et condamnant à l'immobilité le tympan, en même temps que la chaîne des osselets, commandée par des muscles, qui y est fixée. Ces muscles subiront le sort des muscles d'un membre immobilisé longtemps dans une gouttière, ils s'atrophieront. Il en est de même pour les articulations des osselets de la chaîne; ces articulations fonctionneront mal, seront *rouillées*, comme cela se passe dans toute autre articulation malade par suite de coups, rhumatismes, inflammations ou abcès. Il n'y a pas deux pathologies.

Quant à l'abcès, l'écoulement d'oreille, il est dû à ce que les sécrétions entrant en fermentation, les microbes s'y développent à merveille. Lorsqu'un microbe a pénétré dans un tissu par suite de piqûre ou d'écorchure, un abcès se déclare, s'ouvre, se guérit; mais, dans l'oreille, l'écoulement est long, fétide, la guérison difficile, en raison des innombrables culs-de-sac de l'oreille, bientôt remplis de matière en putréfaction. Ici encore le traitement rationnel, pour l'otite catarrhale comme pour les écoulements d'oreille, indiqué par la théorie, la confirme par ses résultats.

Maladies de gorge. — Quant aux causes des affections de la gorge, elles se divisent en trois groupes. En premier lieu, l'état de la surface de la muqueuse nasale fait varier la température, le degré d'humidité de l'air inspiré, et, si le nez est trop libre, l'air inspiré sera sec et froid, la gorge sera sèche, sujette aux refroidissements. Si le nez est obstrué, l'air arrivera alors directement dans la gorge par la bouche, sans être encore moins chauffé, humidifié que précédemment, et le pharynx, le larynx, surtout les amygdales, subiront le contre-coup de cet état de choses.

Une seconde cause d'affections de gorge, celle surtout qui provoque les raclements, est due à l'écoulement des mucosités du nez dans la gorge, au séjour de ces mucosités sur la muqueuse qu'elle enflamme, en même temps que les efforts du raclement la congestionnent et l'irritent.

Le malade qui racle le matin doit bien comprendre l'effet nuisible, résultat de l'existence du cul-de-sac : il ne peut se débarrasser pendant quelques minutes par la douche nasale, le moucher, le reniflement, le raclement, la toux, les pulvérisations, les vomissements, tant que ces mucosités n'ont pas changé de place, n'ont

1. Conduit qui fait correspondre le nez et l'oreille. C'est par ce conduit que l'air passe dans les oreilles et fait « flac » sur le tympan quand on se mouche trop fort. Chacun en a fait ou peut en faire l'expérience.

pas quitté l'arrière-nez, et ces malades sont soulagés immédiatement par le traitement qui découle de notre théorie.

Les causes des amygdalites, de l'inflammation des amygdales viennent encore à l'appui de cette théorie. Les amygdales sont creusées, comme chacun peut le constater, de cavités, de culs-de-sac appelés cryptes. Leur disposition est telle chez certaines personnes que tous les produits du renouvellement de leur surface ne peuvent en sortir. Chacun sait que la langue est blanche avant les repas, rouge après ; la partie blanche qui, sur la langue, a été entraînée par les aliments, ne peut s'échapper du fond des culs-de-sac de l'amygdale, elle s'y putréfie et produit ici de l'irritation, des congestions identiques à celles provoquées sur les gencives par les matières alimentaires, le tartre qui s'accumule autour des dents. Notre théorie reçoit de la pratique une éclatante démonstration : il suffit d'ouvrir ces cryptes, d'empêcher le séjour des produits de la desquamation, de nettoyer les amygdales pour amener la guérison que ni les badigeonnages, gargarismes, fumigations, eaux thermales n'avaient pu donner.

Comme complément à notre démonstration, nous ferons remarquer que les Arabes, les nègres, qui dorment dans une position différente de celle des Européens, ont très rarement des maladies d'oreilles, de la gorge et du nez, leurs sécrétions nasales ne séjournent pas dans les culs-de-sac. Les animaux mammifères sont très peu affectés des maladies d'oreilles et du nez, et, toujours pour la même raison, ils n'ont pas besoin d'efforts pour se moucher ; la pesanteur se charge seule de les débarrasser des sécrétions, en empêchant le séjour avec toutes ses conséquences.

La conclusion de cet article est tout indiquée : le malade se couchera sur un lit dur, dans la position favorite des Arabes et des nègres, sur le côté, presque sur le ventre.

De plus, le médecin spécialiste dirigera le traitement contre la cause, qui est le séjour des mucosités dans les culs-de-sac, et le succès couronnera toujours ses efforts[1].

1. Leçon professée par l'un de nous à l'École pratique de la Faculté de médecine de Paris.

CHAPITRE II.

Maladies du nez. — Les douches nasales ne peuvent guérir les affections du nez.

Hygiène générale du nez.

De même que la propreté de toutes les parties qui composent une machine ordinaire est nécessaire à son bon fonctionnement, de même la propreté de toute l'étendue des fosses nasales est aussi la condition indispensable au bon fonctionnement de cet organe, dont les affections présentent tant de relations généralement inconnues avec les maladies des autres régions du corps.

Le nez joue un grand rôle dans la respiration : c'est lui qui est chargé de filtrer l'air, de le chauffer pour lui donner l'humidité suffisante pour que la gorge, le larynx et les poumons se trouvent dans une atmosphère convenable.

Quelles que soient les affections nasales, la plupart des médecins prescrivent comme traitement des injections, quelques-uns des poudres, d'autres des pommades, celui-ci des pulvérisations, celui-là des humages. Cependant l'opinion n'est pas définitivement fixée sur l'utilité des irrigations nasales. Ainsi, dans sa réunion du 6 mai 1895, la Société de laryngologie de Paris s'est montrée manifestement hostile aux injections nasales. Cela tient à ce que quelques-uns y voient un danger en raison de la pression trop forte à laquelle généralement on fait des injections ; d'autres les considèrent comme insuffisantes et préfèrent remplacer les injections par des pommades ou des poudres.

Tous, sans exception, ne savent pas ou n'ont pas compris ce fait que, *quels que* soient les efforts du *moucher*, *quelle que* soit la quantité d'eau qu'on force à passer dans le nez *de certains* malades, il est *des parties qui ne sont jamais nettoyées*, ce qui se produit chez les malades porteurs de polypes, chez ceux atteints d'ozène, de déviation de la cloison ou simplement de gêne nasale.

Si l'on veut bien réfléchir, on verra que l'animal est mieux partagé que l'homme sous le rapport des affections nasales, en ce sens que, par la direction de la tête, la sécrétion nasale ne s'est pas aussitôt produite que le souffle de la respiration contribue à la déplacer de son lieu de production, et que la mucosité ne séjournant plus dans l'endroit où elle a été sécrétée ne peut plus irriter cette région. (Il faut toutefois faire une exception pour les chiens de chasse dont le nez présente une structure toute spéciale.) Voilà l'explication véritable de la raison pour laquelle les animaux n'ont pas d'affections nasales.

De l'inconvénient du mouchoir. — Il est encore un fait que l'on peut constater, c'est que les malades qui ont un mouchoir ont une manière de se moucher absolument différente de ceux qui n'en ont pas : l'individu qui n'a pas de mouchoir bouche une narine d'un côté avec son doigt, incline un peu la tête en bas et se débarrasse parfaitement de ses mucosités.

« Il se mouche comme les vieux. »

Celui, au contraire, qui jouit du privilège, peu enviable en ce cas-ci, d'avoir un mouchoir se mouche en se serrant fortement ses narines qu'il lâche tout d'un coup. Il en résulte : 1° qu'en se mouchant ainsi il ne prend généralement pas la position très inclinée; 2° que le courant d'air du nez passe toujours pour la plus grande partie du côté le plus ouvert. Et la *meilleure preuve* de ce que nous avançons, preuve que beaucoup pourront fournir, *surtout s'ils sont atteints d'affections nasales*, c'est qu'il *suffira de se moucher à volonté* avec un *mouchoir*, et quand on sera bien convaincu qu'il ne reste rien dans le nez, on n'aura qu'à se « *moucher comme les vieux* », une narine après l'autre; on sera très étonné de voir sortir souvent une quantité considérable de mucus. Nous avons guéri des gens exclusivement par ce procédé en leur montrant d'ailleurs un moyen de le mettre en vigueur à l'aide du mouchoir, de manière à donner satisfaction aux exigences de la société.

Mais la théorie des *points morts dans les courants* est encore ici beaucoup plus démonstrative pour prouver que tous les traitements du nez faits jusqu'à présent et prescrits par les plus grandes célébrités médicales pèchent par la base.

Soit une rivière A B et un cul-de-sac C, tous les bouchons et toutes les pailles qui tomberont dans le cul-de-sac ne seront jamais emmenés par le courant, quelle que soit sa force.

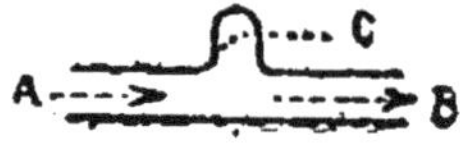

Il n'est pas bien difficile de comprendre que notre nez, qui est plein d'anfractuosités, ne peut se débarrasser de ses mucosités par le simple courant d'air du moucher, lequel ne peut aller dans les culs-de-sac. Il ne peut non plus être nettoyé par les centaines de litres d'eau que certains médecins prescrivent, principalement dans les villes d'eau, pour essayer de traiter les affections nasales. Il ne faut pas oublier surtout que du moment où l'individu, en naissant, ne fait pas instinctivement l'opération de se moucher, comme celle du manger, de marcher, d'uriner, etc., etc., c'est qu'il s'est éloigné pour une cause quelconque de l'état primitif.

Voyez l'enfant, il ne se mouche pas: et si on ne le couche pas conformément à notre recommandation indiquée à l'article *Maladies des enfants*, les mucosités de son nez non seulement séjourneront dans la région nasale, irriteront et feront gonfler cette région, mais l'enfant n'a pas encore l'intelligence de souffler pour se débarrasser de ces mucosités qui s'accumulent et s'ajoutent au gonflement, à l'inflammation de la muqueuse pour boucher les fosses nasales.

Le premier principe de notre méthode repose donc sur la théorie des points morts. Notre méthode nous donne des résultats, nous ne craignons pas de le dire, étonnants, et s'il est bien naturel que nous ne publions pas complètement cette méthode pour en conserver la propriété, les malades ne doivent pas oublier qu'ils peuvent toujours venir nous voir accompagnés de leur médecin; c'est la meilleure garantie que nous puissions leur offrir.

Le deuxième principe de notre méthode c'est que les muqueuses sont trop comparables à la peau et aux autres organes pour qu'on ne lui applique pas les mêmes procédés de traitement. Or, on applique avec le plus grand succès le massage à tous les organes, voire même à la matrice. Braun de Trieste a parfaitement démontré l'influence du massage sur le nez. Notre méthode doit donc aussi une partie de ses succès au massage que font nos appareils dans le nez. Plus le malade le massera et plus grand est le succès.

Enfin, le troisième principe consiste à doucher la muqueuse, comme on douche dans les établissements d'hydrothérapie une épaule ou un genou, à l'aide d'un jet puissant qui vient se briser sur la région malade. Notre système a produit ce résultat. Chaque partie de l'intérieur des fosses nasales, nous le répétons, reçoit un filet d'eau qui doit avoir au moins 2 mètres de pression pour agir dans certains cas.

Pour résumer notre méthode, la muqueuse du nez, de la gorge ou des oreilles est nettoyée, douchée, massée, enduite de médicaments dans tous les coins, absolument comme le seraient une articulation ou une autre partie de la peau.

Grâce à notre système, nous obtenons non seulement le nettoyage parfait des cavités et conséquemment la disparition de beaucoup de coryzas chroniques, l'amélioration de la plupart des affections nasales et leur guérison, mais encore nous pouvons obtenir un nettoyage beaucoup plus complet de n'importe quel nez *avec le maximum d'un demi-verre d'eau*, c'est-à-dire que nous avons trouvé le moyen d'assurer la propreté du nez sans qu'il en coûte plus de temps ou de liquide qu'il n'en faut pour le nettoyage de la bouche et des dents, ce qu'aucun système actuellement connu ne peut donner, pas même l'irrigation continue si défectueuse dans les villes d'eau.

Après l'injection, il faut se moucher doucement *sans se pincer le nez et une narine après l'autre, comme le font les naturels qui ne connaissent pas le mouchoir.*

Si, par maladresse, l'eau a pénétré dans les oreilles, il suffit de serrer le nez et d'avaler en même temps en inclinant la tête du côté opposé ; au bout de quatre à cinq mouvements de déglutition, la trompe d'Eustache se dégage.

Quelle est la composition du liquide à employer ?

Si on fait passer sur une muqueuse, quel qu'en soit le siège (bouche, nez, vagin, etc.), de l'eau distillée, cette eau s'empare de tous les sels minéraux contenus dans la muqueuse, ce qui constitue un inconvénient. Voilà pourquoi il est recommandé de saler légèrement l'eau des injections vaginales, des lavements, des liquides qui servent à l'irrigation des plaies. Précautions insuffisantes, car les muqueuses contiennent bien d'autres sels, phosphates, sulfates, etc. Aussi conseillons-nous d'employer autant que possible de l'eau contenant les mêmes sels que la muqueuse nasale, *les sels du sérum du sang*, sels que l'on peut rendre antiseptiques.

La température de l'injection doit être pour les personnes bien portantes de 15 à 20°, c'est-à-dire, en temps ordinaire, elle doit avoir la température ambiante de l'air, et, en hiver, être légèrement dégourdie ou, ce qui est plus pratique, on peut laisser l'eau d'injections dans une petite bouteille toute la nuit sous l'oreiller.

Il en est des affections nasales comme des affections auriculaires, comme des maladies des gencives ou de la matrice. Quand les gencives ont été atteintes, le malade ne trouve pas extraordinaire que le dentiste lui recommande de se nettoyer régulièrement les dents après chaque repas, de manière à ne pas laisser séjourner entre les dents des débris alimentaires. De même, si une femme a une maladie de matrice, elle admet très bien qu'il lui faut prendre matin et soir une injection de propreté destinée à entretenir la santé. Pourquoi n'en serait-il pas de même pour les affections du nez ou de l'arrière-gorge ? Il est donc inutile de demander au médecin l'impossible. Il ne peut que guérir une affection, et c'est au malade d'entretenir la guérison par des soins de propreté, par de simples et légères injections soit à l'eau de salyphène, soit à un autre liquide légèrement antiseptique. — (Les Docteurs visitent votre région depuis longtemps ; leur écrire pour être prévenu de leur passage.)

LA GÊNE NASALE.

(Coryza chronique.)

Certaines personnes ont le nez qui se bouche pour un rien ; un courant d'air, le froid aux pieds, le séjour prolongé au lit vers le matin ou dans une salle encombrée, amènent l'obstruction nasale avec le cortège d'ennuis que chacun a pu apprécier lors d'un rhume de cerveau. Souvent ces malades, *en se couchant sur un côté, ont la narine du même côté qui se bouche* pendant que l'autre se débouche et réciproquement. Le nez devient en général brusquement libre sans cause appréciable, ou encore sous l'influence d'une cause sensorielle, froid, renouvellement d'air dans une salle, certaines poudres (cocaïne, menthol, tabac), « on prise pour se dégager le nez. » Quelques malades ont la sensation du phénomène libérateur ; quand la désobstruction se produit, ils entendent comme une espèce de petit bruit, ils perçoivent comme l'écoulement d'un liquide, et leur nez est débarrassé. Ce genre de coryza, dit chronique avec ou sans mucosités, complique les polypes, les végétations adénoïdes, les grosses amygdales, les abcès des sinus, les déviations de la cloison, etc. Les conséquences de cette affection sont graves pour l'avenir des oreilles, de la gorge ou des poumons, d'autant plus graves que les alternatives de bien et de mal par lesquelles passent ces malades leur font négliger cette affection, fussent-ils chirurgiens des hôpitaux de Paris.

Traitement (voir dans *l'hygiène du nez* pourquoi les irrigations nasales sont si défectueuses et ne peuvent guérir).

Nous désirons mettre en garde le malade contre l'abus des cautérisations dans le nez, soit à l'aide de caustiques (acide chromique, nitrate d'argent, chlorure de zinc), soit au moyen des pointes de feu et au galvano-cautère, soit à l'électrolyse. On ne fera pas non plus légèrement l'opération des déviations de la cloison. La gêne nasale, le coryza chronique, lorsqu'on en a bien déterminé la cause, guérissent très bien par notre procédé.

Absolument spécial, notre traitement, qui permet aux malades de se soigner eux-mêmes, nous a été indiqué par l'étude des causes de la maladie, et rien ne nous fait plaisir comme lorsqu'une personne atteinte de cette affection vient nous voir accompagnée de son médecin.

CONSÉQUENCES DE LA GÊNE NASALE
Pour les oreilles, la gorge, la voix, les poumons, l'anémie et les amygdales.

La cavité nasale a pour but de chauffer, d'humidifier l'air qui se rend à la gorge, au larynx, aux poumons. Il est incontestable que si elle remplit mal ses fonctions, les organes cités se trouveront exposés au froid et aux mauvais effets de la sécheresse de l'air inspiré, ce qui nous explique pourquoi toute personne atteinte d'obstruction nasale est sujette aux maux de gorge, pourquoi il lui est impossible d'utiliser sa voix et pourquoi, enfin, les affections pulmonaires l'attaquent de préférence.

Certaines dispositions aux amygdalites sont attribuables à la gêne nasale, en ce sens que les amygdales subissent le froid d'un courant d'air qui devrait passer par le nez. Chacun sait combien facilement une dent cariée donne une fluxion sous l'influence du froid. De même, une amygdale dont les cavités, les replis, les parties recouvertes par les piliers sont toujours plus ou moins remplies des produits de renouvellement en décomposition, de même, disons-nous, cette amygdale sera sujette aux fluxions, c'est-à-dire aux amygdalites.

C'est une loi générale en physiologie et en biologie que tout organe atteint ou affaibli par une cause quelconque (que ce soit par refroidissement ou arrêt de circulation) devient facilement la proie des microbes. La proximité de l'oreille laisse deviner quelle sera l'influence considérable de la gêne nasale sur l'audition et la surdité.

Par suite de cette gêne nasale, les mucosités du nez sont expulsées irrégulièrement ; elles tombent plus ou moins la nuit, par la position de la tête, à l'entrée de la trompe d'Eustache, irritent cette trompe, et c'est pourquoi la plupart des affections d'oreilles sont dues à des affections du nez, dont la principale est l'obstruction nasale ; d'autant plus que souvent, par l'obstruction de la trompe d'Eustache, la caisse du tympan se trouve isolée, le tympan est immobilisé et avec lui les articulations de l'oreille qui se conduisent comme toute articulation condamnée à l'immobilité, c'est-à-dire qu'elles s'ankylosent et que les muscles qui commandent ces articulations finissent par s'atrophier eux-mêmes. Donc, quand la trompe d'Eustache se bouche et s'immobilise, elle immobilise en même temps l'oreille pour un certain temps. Quand l'inflammation de cette trompe ne gagne pas l'oreille, souvent à la suite de cette obstruction surviennent des abcès, des écoulements qui détruisent les parties essentielles de l'oreille et conduisent fatalement à la surdité. Le malade n'oubliera pas non plus que les conduits lacrymaux débouchent dans les narines.

Chacun sait que les pleurs déterminent le besoin de se moucher. Donc, l'inflammation de la muqueuse nasale entraîne avec elle l'inflammation du canal lacrymal et détermine toutes les affections consécutives à l'obstruction de ce canal, c'est-à-dire le larmoiement, la conjonctivite, la blépharite, etc. Le catarrhe printa-

nier, qui fait le désespoir des oculistes, ne dépend en réalité que
de la gêne nasale. Quant aux relations sociales, les personnes qui
ont le nez bouché ont l'haleine forte, et si, comme le poëte l'a dit
et le musicien chanté :

> Un baiser, c'est bien douce chose,
> Cueilli sur une lèvre rose...

inutile d'insister sur les désagréments de l'haleine forte et sur ses
déplorables conséquences. Autre inconvénient : le goût est dimi-
nué, ce qui équivaut à un désastre pour les dégustateurs. Quant à
la voix, les artistes chanteurs sont obligés d'abandonner leur pro-
fession, parce que leur voix est altérée : les orateurs et les professeurs sont obligés de changer d'occupation, ce qui nous est arrivé
à nous-même il y a une dizaine d'années. Quiconque a eu un coryza connaît les difficultés de la respiration par le nez. Il se rap-
pelle les maux de tête, les larmoiements, les bronchites (le rhume
est descendu sur la poitrine), sans compter l'*irritabilité continuelle* dans laquelle on se trouve, la *difficulté* d'attention, la
migraine consécutive, etc., qu'il a eu à subir. Chez certaines personnes, l'obstruction nasale se complique de fièvre de foins ; elles
sont obligées de se sauver du nord au sud pour échapper aux
poussières du foin lors de la fenaison. Du côté de l'estomac, les
mucosités du nez (qui par suite de gêne nasale tombent dans la
gorge et sont le plus souvent avalées) déterminent des dyspepsies
et des gastralgies qui ne cèdent à aucun traitement, ou plutôt dont
la cause échappe toujours au médecin traitant, alors qu'il serait
facile de les guérir par le traitement de l'affection nasale. Beaucoup de personnes sont anémiques pour toutes ces raisons, non
seulement parce que les mucosités tombées dans l'estomac y amènent des troubles dans les fonctions de cet organe et par suite de
mauvaises digestions, mais elles sont anémiques parce que l'obstruction nasale est une entrave à la respiration. C'est ainsi que si
on observe pendant la nuit un enfant ayant de la gêne nasale, on
lui verra faire *quatre, cinq, six aspirations très légères* à peine
perceptibles pour respirer ensuite tout à coup très largement. Il
suffit, le plus souvent, de rétablir la circulation nasale pour voir
l'être chétif, sujet aux bronchites, devenir vigoureux, plein de
santé, vif et agile ; on voit surtout disparaître des accès subits
d'emportement. Chez les enfants, en effet, on remarque de fréquents accès de colère que les parents ne peuvent attribuer à
aucune cause immédiate. Cela tient uniquement à une gêne nasale due à un rhume de cerveau chronique, ou encore le plus souvent à des végétations dans l'arrière-nez. Cette gêne nasale oblige
l'enfant à dormir la bouche ouverte ; il reste inintelligent, il est
exposé aux amygdalites, aux affections de l'oreille ; son *facies* est

souvent typique : la bouche est toujours ouverte, le regard sans expression, la taille est plus petite que ne le comporterait son âge. Ses dents sont souvent mal rangées; on croit cet enfant rachitique; l'haleine est fétide, la parole est faible : il est sujet à des maladies de toutes sortes. Qu'on supprime la gêne nasale et tout rentre dans l'ordre. Pour nous résumer, la gêne nasale, qui laisse indifférents les malades de toutes les conditions, a pourtant des conséquences très graves, et s'il est permis à l'être pourvu de raison de négliger sa maladie personnelle, il ne doit pas montrer la même insouciance à l'égard des enfants dont il a la responsabilité. — *N. B.* Les Docteurs reviennent environ tous les mois dans votre région. Vous pouvez venir les voir avec votre docteur. Leur écrire à Paris pour être prévenu de leur passage.

RHUME DE CERVEAU. — CORYZA. — FIÈVRE DES FOINS.

Tout le monde peut se rendre compte des inconvénients de l'obstruction nasale; car il est, en effet, bien peu de personnes qui n'aient été, pendant plusieurs jours, au moins gênées par le vulgaire rhume de cerveau, le coryza aigu, pour parler un langage médical : enchifrènement, douleur frontale, fièvre légère ou assez forte, surdité, obstruction nasale, courbature, besoin continuel de se moucher. On mouille deux et trois mouchoirs, puis *le nez, la lèvre se gercent, se gonflent, se fendillent,* irrités par les mucosités qui s'écoulent constamment.

C'est là l'origine et la cause de l'hypertrophie, de la rougeur et de l'eczéma de la lèvre supérieure à récidives si fréquentes [1].

Bientôt le « rhume descend sur la poitrine », etc.

Nous pourrions ajouter que le coryza aigu complique certaines maladies infectieuses, comme la rougeole, la scarlatine, la syphilis, les gros furoncles des environs du nez.

Certains médicaments le provoquent, comme l'iodure de potassium, etc.

La présence des polypes est une des causes qui prédispose le plus aux coryzas. Les malades devront donc consulter un vrai spécialiste.

Sous le nom de fièvre des foins, « *hay-fever* », on désigne une attaque de coryza aigu qui survient dès les premières fenaisons. Les malades sont obligés de quitter le pays s'ils veulent échapper à une oppression terrible et persistante.

Il est possible de modifier cette affection par un traitement na-

1. Lire l'article consacré aux causes et au traitement de l'*Eczéma de la lèvre supérieure*.

sal bien compris et principalement par des inhalations, des douches froides au moyen de l'auto-doucheur, et surtout par la filtration de l'air.

Chez les enfants à la mamelle, l'obstruction nasale au moyen de l'inhalation spéciale par le coryza peut être la cause des accidents les plus graves. Ils sont sans cesse obligés de lâcher le sein pour respirer; quelques-uns même ne peuvent absolument pas téter, et on a vu des enfants, affectés d'un simple rhume de cerveau, mourir de faim.

Traitement du coryza aigu. — 1º Trois à quatre fois par jour, faire des irrigations très chaudes avec de l'eau boriquée contenant 2 cuillerées de poudre décongestive des sels du sérum par litre.

De temps à autre, quand le nez est trop bouché, y *pulvériser* de la pommade nasale mentholée; elle rend le nez instantanément libre (*nous disons pulvériser*). Introduire dans le nez un peu de cette même pommade.

On jugulera pour ainsi dire le rhume de cerveau en respirant au moyen de l'inhalateur de 20 à 60 gouttes de médicament créosoté. Mais quand le malade est atteint de rhume de cerveau, les mucosités sont tellement abondantes que le buvard de l'appareil est à chaque instant mouillé; il faudra donc avoir soin de renouveler ce buvard. Si les rhumes de cerveau se répètent, il est urgent de consulter le spécialiste.

C'est presque toujours du côté où se couche le malade que le nez s'obstrue, et le malade passe par les alternatives de respiration facile ou difficile.

POLYPES DU NEZ.

Les polypes muqueux sont des masses blanchâtres, transparentes, d'aspect gélatineux, que nos chirurgiens arrachent brutalement avec des pinces, procédé digne d'une époque barbare.

Quelques détails seulement. On les trouve à tout âge, mais surtout vers quarante ou cinquante ans. Ils sont bien plus fréquents qu'on ne le croit. Nous les avons souvent constatés chez les malades qui nous consultaient pour une affection étrangère à l'appareil de l'olfaction. Ils s'insèrent un peu partout, mais généralement sur le cornet moyen; quelquefois en avant, et ils ferment l'orifice du sinus frontal (névralgies frontales); d'autres fois ils s'insèrent au-dessus du cornet moyen et le compriment (douleurs oculaires); enfin, ils pendent souvent derrière le voile du palais. C'est là qu'ils sont le plus difficiles à voir et à extraire pour quiconque n'a pas une grande habitude. On les trouve chez des personnes d'une même famille. J'ai soigné deux jumeaux dans ce cas. Presque toujours les individus porteurs de polypes sont sujets aux rhumes de cerveau fréquents, à la gêne nasale, aux accès d'asthme, aux névralgies frontales, aux migraines. Nous avons guéri, par l'extraction de polypes, Mᵐᵉ X..., commerçante à la Bourboule, d'une migraine datant de plus de deux ans et pour laquelle tous les médicaments avaient été essayés; en même temps, un enrouement consécutif, dû à l'obstruction nasale, a été rapidement amélioré *sans aucune médication*.

Traitement. — Il n'y a qu'un seul traitement pour les polypes, c'est leur extraction. Ne vous laissez jamais opérer par le procédé qui consiste à inciser largement un côté du nez, renverser un vaste lambeau sur la joue, arracher les polypes et recoudre comme le font quelques grands chirurgiens en renom, qui ne veulent pas céder le terrain aux spécialistes.

Ne permettez jamais à aucun médecin d'introduire dans le nez une pince à forci-pressure, cela à l'aveugle : c'est un procédé barbare. Nous avons soigné le père d'un pharmacien de la Charente qui préférait extraire lui-même les polypes avec une pince quand ils le gênaient un peu trop, plutôt que de s'abandonner à un médecin.

Quel ne fut pas son étonnement quand il nous vit sortir ses polypes sans souffrance [1], sans effusion de sang.

Pour citer un autre exemple de l'audace avec laquelle certains praticiens introduisent une pince dans le nez, nous citerons le cas d'un pharmacien du Lot qui se plaignait d'obstruction nasale. Évidemment, lui dit son médecin, vous avec des polypes, et il lui introduisit une pince, massacrant tout sur son passage et ne trouvant même pas trace de polypes, à son grand étonnement, d'ailleurs.

L'extraction des polypes faite par une main exercée est un vrai jeu d'enfant, et se fait sans aucune perte de sang ou très peu du moins, et *sans aucune espèce de douleur*. Cela est si vrai qu'en général *nous faisons le pari au malade* de lui enlever le premier polype *sans* qu'il s'en aperçoive.

Une bonne cautérisation et même un raclage des racines empêchent généralement ou tout au moins limitent les récidives.

Toujours sans aucune douleur.

Nous croyons être dans la vérité en affirmant que notre nouveau traitement consécutif empêche toute récidive chez les malades non traités par les pinces. Le temps seul démontrera si nous avons raison.

1. Nous tenons à la disposition des personnes intéressées les attestations de nombreux malades qui ont été opérés sans avoir souffert et sans hémorragie. Écrire aux Docteurs pour savoir la date de leur passage dans la région. Ne pas les confondre avec le pseudo-Institut qui publie dans les journaux les guérisons de personnes qui n'existent pas. En voir les preuves à la quatrième page de la couverture de ce livre.

VÉGÉTATIONS ADÉNOÏDES.

Cas des enfants qui ont toujours la bouche béante.

Tout enfant porteur de grosses amygdales a au moins neuf chances sur dix d'avoir l'amygdale de l'arrière-nez hypertrophiée, c'est-à-dire une grosseur derrière le voile du palais qui apporte un obstacle à la respiration surtout pendant la nuit ; c'est ce qui explique l'erreur dans laquelle tombent tant de praticiens qui se contentent d'enlever les amygdales.

Le contraire n'est pas toujours vrai et souvent l'amygdale nasale est seule hypertrophiée. Par sa situation, elle s'oppose à la libre déplétion des veines nasales et à la fonction de la muqueuse du nez, principalement dans la position couchée où le voile du palais vient s'appliquer contre elle et obturer l'arrière-nez. C'est-à-dire que le coryza chronique ou gêne nasale complique aussi dans la majorité des cas, mais pas toujours, la présence des végétations adénoïdes.

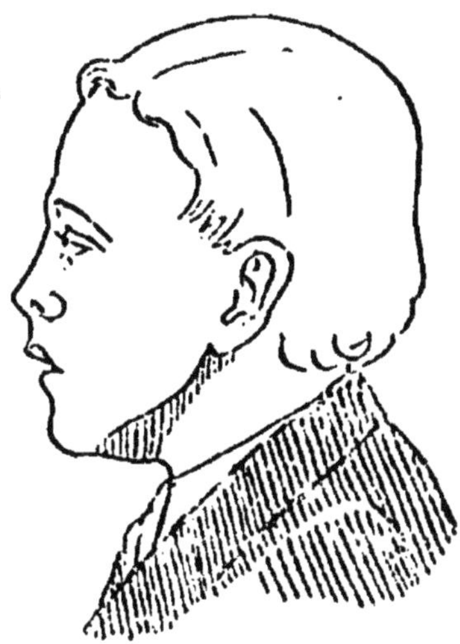
Aspect d'un enfant porteur de végétations adénoïdes.

Ils sont nombreux (1 % d'après Mayer, de Copenhague) les enfants qui *ont toujours la bouche béante*, *signe le plus constant de cette affection*, qui *ronflent* la nuit, parlent du nez, qui ont cet aspect typique, de faciès hébété qui a perdu tout relief, toute expression : l'effacement des traits du visage leur donne un *air niais*, un *aspect idiot*, et les rend parfois la risée de leurs camarades.

Leur sommeil est mauvais, ils dorment la bouche ouverte ; le matin ils ont la bouche amère, l'haleine forte, la gorge sèche. *Ils se réveillent quelquefois en sursaut*, dans une grande anxiété et une grande agitation, les yeux hagards, couverts de sueurs profuses, un des symptômes les plus fréquents et les plus pénibles de l'obstruction nasale par les végétations adénoïdes. On attribue ces réveils à des cauchemars alors qu'ils ne sont dus en réalité qu'à de l'asphyxie, ainsi que nous l'avons démontré (Voir *Conséquence de la gêne nasale*) ; nous avons aussi expliqué alors comment ils respiraient.

Fréquemment ils sont sourds ou le deviennent par moments, ont des écoulements d'oreilles intarissables avec leurs cortéges de conséquences possibles (surdi-mutité, méningite, etc.) : tous ont les plus grandes chances de perdre totalement l'ouïe.

La gorge est presque toujours malade, elle est tapissée de granulations (pharyngite, angine granuleuse), de ces bonnes granulations, source inépuisable de revenus pour tant de pseudo-spécialistes et d'eaux minérales. (Voir l'article *Pharyngite granuleuse*.)

Ces granulations demi-sphériques ou ovoïdes tranchent sur la muqueuse par leur saillie et leur coloration plus rouge ; leur structure est la même que celle des amygdales pharyngées et buccales ; toutes ont même nature, elles ne diffèrent que par une différence de siège. Sur les parois latérales du pharynx, on trouve souvent deux colonnes de tissu de granulations, tuméfiées et enflammées, qui sont accolées au pilier postérieur et constituent ce que l'on appelle la pharyngite latérale. Souvent le fond de la gorge est recouvert de mucosités purulentes et verdâtres, ce qui est facile à constater en regardant l'enfant à la lumière pendant qu'il abaisse lui-même la langue avec une cuillère, en même temps qu'il prononce la lettre A. Il faut faire plusieurs jours de suite l'examen et le plus près possible du réveil. Souvent elles viennent d'être avalées au moment de l'examen. — On ne saurait donc séparer la lésion de l'arrière-nez, c'est-à-dire les végétations adénoïdes plus ou moins développées de celles du fond de la gorge. Il n'y a pas là deux maladies différentes, mais une maladie unique, ayant envahi le pharynx situé au-dessus et au-dessous de la luette.

Les végétations adénoïdes sont héréditaires. Il n'est pas rare d'opérer la mère et la fille, ou plusieurs enfants de la même famille.

En général, toutes les personnes dont les dents sont mal implantées ont ou ont eu des tumeurs adénoïdes.

Beaucoup de ces enfants *s'enrhument pour un rien*, et la cause de tout ce mal, l'obstruction nasale par les végétations adénoïdes, reste souvent méconnue. Ces pseudo-bronchites catarrhales font par leur persistance le désespoir des médecins et des familles. Tant de médecins ne soupçonnent même pas encore l'existence d'une amygdale dans le pharynx, ses tendances si faciles à l'hypertrophie, *tellement ils ont* l'habitude d'attribuer aux grosses amygdales ordinaires tous les méfaits.

Quelques enfants ont des accès d'asthme, toujours de la toux quinteuse.

La plupart sont *nerveux*, on leur donne du bromure de potassium, des douches froides ; ils ont des maux de tête intenses et fréquents, ce que l'on comprendra facilement si on considère la quantité énorme de chaleur que prend à la muqueuse nasale l'air froid et sec qui vient du dehors pour s'échauffer et aussi pour se charger d'humidité. — Cette chaleur séjourne donc « dans la tête », et ces malheureux enfants ont toujours cette partie si voisine du cerveau et des méninges à une température au-dessus de la normale.

Nous n'étonnerons personne en disant que les végétations adénoïdes, par la chaleur qu'elles maintiennent « dans la tête » et la surdité ou tout au moins la diminution de l'audition qu'elles occasionnent, sont une des causes du mauvais développement de l'intelligence.

L'histoire d'un enfant promené dans toutes les capitales, et dont nous avons reproduit le portrait, nous a donné l'idée d'aller visiter quelques hospices et maisons de santé où sont traités les idiots. Nous avons constaté qu'un nombre considérable de ces malheureux ont toujours la bouche béante sans être pourtant l'objet d'aucun traitement spécial.

Chez les nourrissons, les végétations adénoïdes sont rares ; lorsqu'elles existent, elles gênent pour téter. Mais la gêne nasale à cet âge est surtout due à la syphilis héréditaire.

La phonation est gênée, la voix est *cotonneuse*, le mot maman est prononcé mama; — Nabuchodonosor — Dabuchododosor; il en est de même de toutes les syllabes nasales — an, on, un.

Comme l'amygdale de l'arrière-nez peut rester longtemps hypertrophiée (nous avons opéré un homme de quarante ans), les chanteurs qui en sont atteints se plaignent du peu d'étendue de leur voix. Me.er a vu celle-ci acquérir deux tons dans le registre élevé après l'extirpation. Les orateurs, les acteurs se plaignent d'être obligés de « forcer la voix qui ne porte pas », dans le cas de végétations adénoïdes.

L'attitude de la face et l'ouverture constante de la bouche sont des signes que l'on peut dire infaillibles; le dernier surtout est pour ainsi dire absolu. Il faut cependant se rappeler que lorsque l'enfant se sent observé il ferme la bouche, mais il la rouvre aussitôt que l'on distrait son attention. C'est ce qui explique pourquoi les parents ne s'inquiètent pas et croient à une mauvaise habitude; les médecins le disent eux-mêmes aux parents.

Chez ces enfants la poitrine est déformée. Au lieu d'offrir sur ses parties latérales une surface régulière et arrondie, elle est au contraire déprimée, surtout au-dessous de la ligne des seins, comme si, à l'époque où les côtes étaient molles et flexibles, on les avait comprimées d'un côté vers l'autre. Il n'est pas rare de trouver des médecins qui attribuent cette déformation au rachitisme.

Ce qui prouve bien que tous ces accidents sont sous la dépendance de l'obstruction de la cavité naso-pharyngienne par les tumeurs adénoïdes, c'est qu'ils disparaissent rapidement quand on a déblayé les arrière-narines et qu'on les a rendues perméables à un courant d'air suffisant.

Traitement des végétations adénoïdes.

Nous savons maintenant que, neuf fois sur dix, l'amygdale pharyngée est hypertrophiée *si les amygdales ordinaires le sont.* Contrairement à ce que proposent la majeure partie des praticiens, il faudra d'abord opérer l'amygdale du pharynx nasal, les végétations adénoïdes. L'opération n'est ni douloureuse (le tissu adénoïde et des amygdales est insensible), ni dangereuse. De plus, à l'aide de la cocaïne on rend toute la gorge insensible. Souvent les amygdales s'atrophient d'elles-mêmes, surtout après quelques badigeonnages à la glycérine à 30° iodo-iodurée. Si elles résistent, on peut en couper une partie, ou les morceler, ouvrir leurs cryptes; généralement cela est suffisant. En attendant l'intervention d'un véritable spécialiste, on fera régulièrement des irrigations nasales légères tous les jours, des gargarismes à l'eau de sels (du sérum); on prendra du sirop iodo-tannique bien préparé, enfin, et surtout, on s'amusera à courir toutes les villes d'eau, les bains de mer. On y est aussi bien qu'ailleurs.

Mais tant qu'on ne fera pas coucher les enfants sur la dure, tant qu'on n'empêchera pas les mucosités de l'arrière-nez de séjourner dans l'arrière-gorge, tous les traitements palliatifs n'auront aucune importance.

N. B. — L'opération peut être faite sans le concours d'un médecin, mais nous sommes très heureux quand les malades veulent faire assister le médecin de la famille à l'opération. Elle est toujours sans douleur (grâce à la cocaïne). Il n'est même pas besoin la plupart du temps de tenir l'enfant. A moins de papier signé, nous refusons d'endormir les enfants pour une opération si facile. Nous pouvons citer *deux cas de mort* survenus pendant le sommeil artificiel. (Les Docteurs reviennent depuis longtemps dans votre région, leur écrire pour être prévenu de leur passage.

DÉVIATIONS DE LA CLOISON.

(*Nez bouché d'un côté.*)

La cloison nasale est rarement verticale; elle oblique à droite ou à gauche et rend inégales les deux fosses nasales. Elle peut arriver à obturer presque complètement un côté du nez, ce qui oblige l'autre à recevoir toutes les impuretés de l'air, à fournir toute la chaleur, toute l'humidité, à accomplir en un mot un travail physiologique double. Alors, les cornets du côté libre ne tardent pas à subir le sort de tous les organes surmenés, ils s'hypertrophient ou s'atrophient.

La déviation de la cloison est un fait presque constant, et l'opération ne doit être faite en réalité que lorsque l'obstruction est complète d'un côté, et encore bien souvent *il suffit d'appliquer un petit écarteur de l'aile du nez pour permettre au malade de respirer d'une façon normale.* Le malade pourra d'ailleurs s'en assurer lui-même : *il lui suffira d'écarter l'aile du nez* du côté bouché avec les doigts pour faciliter la respiration de ce côté. En général, les malades ont passé des années avec leur déviation de la cloison, et avant de leur proposer la section, il faut bien être sûr que la guérison de la *gêne nasale* n'est pas possible autrement. Or, il arrive que l'opération de la déviation de la cloison ne change guère l'état de la gêne parce que la véritable cause, le séjour des *mucosités dans les culs-de-sac nasaux,* n'a pas disparu. Le malade a beau se moucher, faire passer de l'eau dans son nez, c'est l'histoire du cul-de-sac dans une rivière (voir les *Causes des maladies du nez*), rien n'empêche la stagnation des produits de desquamation de la muqueuse; il est des coins qui échappent à tous les lavages et l'inflammation persiste. Si nous exprimons cet avis à propos de la déviation de la cloison, c'est que nous avons subi deux fois cette opération, alors que par le traitement visant la cause nous aurions pu être facilement guéri. En cas de déviation de la cloison, ne vous laissez pas cautériser le cornet hypertrophié; souvent il n'est hypertrophié que par inflammation et il revient facilement à son état normal. Quant à l'opération, lorsqu'elle est jugée indispensable, elle peut être faite avec la plus grande facilité, sans endormir le malade et sans douleur.

NEZ TROP LIBRE.

Le nez trop libre est, à notre avis, le pendant clinique de la gêne nasale. Il est des malades qui sentent le froid dans la gorge quand ils respirent fortement par le nez, et qui *ne peuvent sortir quand la température est au-dessous de la moyenne sans prendre froid et s'enrhumer.* On en voit même qui sont forcés de passer une partie de l'hiver dans la chambre ou d'aller dans le Midi. On les ausculte, mais, en général, les poumons sont indemnes en dehors des moments où le malade est atteint de bronchite. La gorge est plus ou moins sèche, avec ou sans mucosités, le matin. Mais si on examine le nez on constate des détails d'autant plus intéressants et que ni le malade ni son médecin n'avaient soupçonné aucune lésion nasale. Nous donnons le nom de *nez trop libre* à l'état particulier que présentent les fosses nasales de ces malades ; état particulier caractérisé par une augmentation (proportionnellement à la moyenne normale) de l'espace situé entre les cornets et la cloison du nez, par une diminution d'étendue des cornets, c'est-à-dire *de la surface* utile de la muqueuse nasale respiratoire. On sait qu'à la muqueuse nasale appartient le rôle physiologique de fournir à l'air destiné à la gorge, au larynx, aux poumons la chaleur et l'humidité nécessaires, en même temps que celui non moins important d'arrêter les poussières microscopiques et les corps étrangers. Les malades dont nous venons de parler ont une grande prédisposition aux laryngites, bronchites, amygdalites, etc., dès qu'ils changent de température. Le traitement suivi dans les villes d'eau est en général insuffisant. Le malade passe des heures dans des appareils de humage, dans des salles d'aspiration : les vapeurs médicamenteuses agissent plus sur les muqueuses de la gorge que sur celles du nez.

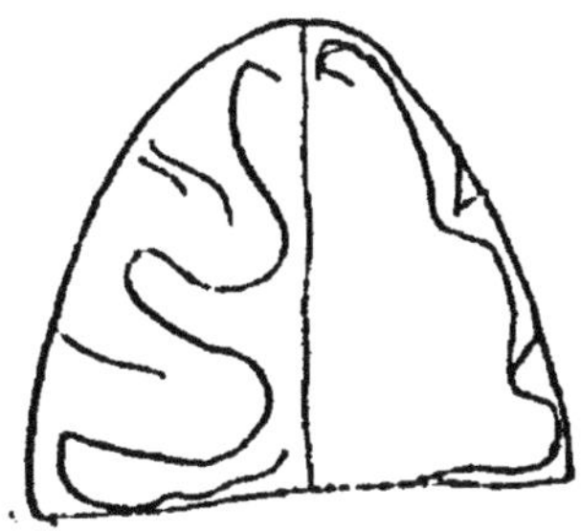

Lorsque ces malades viennent nous voir, nous leur disons, rien qu'à l'examen de leur nez, si l'état du poumon ou de la gorge s'améliore ou non, si nous constatons que les muqueuses nasales ont repris ou non leur volume primitif. Ces faits sont inconnus des médecins en général, et c'est à ces faits que nous devons les succès de nos débuts dans la carrière de spécialiste. Le nez trop libre n'est pas seulement dangereux pour la santé de la gorge qu'il laisse trop sèche, pour le larynx qu'il expose à une atmosphère trop froide ; mais le nez trop libre est dangereux encore pour les affections du poumon. Cette lésion nasale a échappé à bien des chercheurs et notamment à ceux qui ont inauguré le système de la fenêtre ouverte la nuit, système que nous pratiquons personnellement depuis plus de quinze ans et que nous ne cessons de recommander à nos malades.

Mais certains de ces malades ne peuvent supporter la fenêtre ouverte qu'en tant que la température extérieure n'est pas abaissée. Ce sont ces personnes qui nous ont conduit à notre théorie de l'aération des chambres de malades et de la nécessité de la propreté nasale. Nous proposons d'installer dans la chambre de ces malades une conduite ou des tuyaux analogues à ceux du gaz, de manière à ce qu'on puisse recevoir de l'extérieur, grâce à un mouvement d'horloge, un très léger courant d'air venant aboutir aux fosses nasales, léger courant d'air qu'il sera facile de mettre à la température de la chambre en le chauffant à l'aide d'une lampe à pétrole ordinaire placée au-dessous d'une partie d'un tube à large surface enroulé en serpentin et présentant ainsi une surface de chauffe considérable. On pourra encore chauffer cet air soit à l'aide de la vapeur, soit en plongeant le tuyau dans l'eau chaude.

C'est lorsque ce système, pratique entre tous, sera répandu que l'ouvrier pourra habiter des appartements aussi sains que ceux qu'habite le riche, et cela moyennant une légère dépense supplémentaire les jours où il fera plus froid. Ce système rendra surtout un service considérable aux malades ne pouvant aller dans le Midi. Chose curieuse, la plupart des malades au nez trop libre reconnaissent en lisant ce que nous venons d'écrire leur maladie dont la cause même est inconnue aux docteurs. Ces *malades ressentent le froid dans la gorge quand ils respirent par le nez.*

Une expérience que nous conseillons souvent pour faire comprendre l'importance du bon état des fosses nasales nous expliquera bien dans quelle situation se trouvent ces malades : respirez fortement et rapidement trois fois de suite par la bouche, vous sentirez le froid dans la gorge ; au contraire, respirez trois fois par le nez, vous ne sentirez nullement le froid dans la gorge, *tandis que ces malades,* au contraire, sentiront le froid dans la gorge en inspirant rapidement et fortement par le nez.

On comprendra aisément dans quelle mauvaise situation se trouve l'individu dont le nez ne fonctionne pas, et pour une raison ou une autre ne joue pas son rôle de caléfacteur.

Cette simple expérience montre l'importance d'une bonne respiration nasale. Le *nez trop libre* est une affection quelquefois déconcertante pour nous. Si un sourd vient nous trouver, avant toute question nous lui examinons le nez, et nous lui disons presque toujours le côté de l'oreille qui est malade et qui a le plus de bourdonnements, sans pouvoir fournir d'explications à ce phénomène. Sous l'influence de l'ozène, de la syphilis, du catarrhe, on sait que le nez peut s'atrophier ; de même qu'un bras ou une jambe laissés dans l'inertie ne fonctionne pas, de même le nez trop libre n'a aucune tendance à guérir. On lui applique le même traitement qu'à tout organe atrophié.

Le froid est donc la terreur de tous les malades au nez trop libre, et c'est l'exemple de quelques-uns d'entre eux victimes de la fenêtre ouverte qui rend le public si hostile au système d'aération par la fenêtre ouverte la nuit.

Espérons que, grâce à nos efforts, nous saurons convaincre les architectes, et que l'aération des chambres sera modifiée par eux. Nos malades ne croiront plus alors qu'en dehors des médecins officiels il n'est pas d'espoir de salut, et il est, en effet, utile de constater que bien des progrès ont été apportés dans le domaine de la science médicale par des gens tout à fait étrangers à la médecine. Pasteur a révolutionné le monde médical par la découverte de l'antiseptie ; la ceinture ventrière, le massage, l'hydrothérapie ont été inventés par de simples mortels, et c'est ce qui nous fait regretter que l'exercice libre de la médecine n'existe pas en France comme en certains pays de manière à laisser toute carrière ouverte à l'individu qui veut se développer ou dont les aptitudes spéciales lui permettent de s'occuper de cette branche de la science sans pour cela être obligés de perdre des années à conquérir des diplômes qui n'ont rien de commun avec la science elle-même, qui ne correspondent à rien si on va en pays étranger, et qui, pour nous résumer, n'ont qu'un faible côté scientifique.

FÉTIDITÉS NASALES.

Ozène. — Punaisie. — Malades qui mouchent beaucoup de croûtes, de mucosités, etc.

L'ozène, la punaisie des gens du monde, est, parmi les infirmités, la plus repoussante. Celui qui l'a constatée une fois ne se trompera plus s'il se trouve à côté d'une personne atteinte de la même affection.

On ignore les causes de l'ozène ; pour nous, il est dû au moucher incomplet. Il est plus fréquent chez les jeunes filles au moment de la puberté. On le rencontre dans toutes les classes et dans toutes les catégories d'individus, même chez les plus robustes.

Au début, le malade mouche beaucoup ; les sécrétions nasales sont visqueuses, très adhérentes, tombant souvent dans la gorge où elles paraissent agglutinées comme de la poix ; en même temps l'intérieur du nez commence à se détruire.

Peu à peu, les mucosités se dessèchent, l'envie, le besoin de se moucher est continuel, et tout cela pour ne rien expulser, si ce n'est, de temps à autre, d'énormes paquets de croûtes d'une odeur infecte et pénétrante.

On croit à une fétidité stomacale ou buccale, et il n'est pas rare de rencontrer des médecins qui, confirmant cette opinion, assurent au malade que la sécrétion tarira lorsque l'estomac ira mieux. C'est justement le contraire. Quand les matières en putréfaction ne tomberont plus dans la gorge, ne seront plus avalées, les aliments ne seront plus ensemencés de microbes de toute nature et l'estomac remplira normalement sa fonction.

Conséquences de l'ozéne, de la punaise.

Rien de plus terrible que d'être obligé de converser avec une personne atteinte d'ozène, d'être contraint de respirer ces bouffées d'air empoisonné qui s'échappent à chaque expiration. Aussi voit-on les personnes qui en sont malheureusement atteintes devenir des êtres dont on redoute l'approche : on a mal au cœur d'avance. Personne à l'école, dans les ateliers, les familles, ne veut se placer à côté d'elles.

« Nana refusait cette place à l'atelier parce que la voisine trouillotait du goulot. »

(Zola, l'Assommoir.)

Heureusement que les malades n'ont pas conscience de la mauvaise odeur qu'ils répandent. Leur odorat a disparu, surtout du côté où les croûtes ont été le plus abondantes. Quelques malades désespérés se laissent aller au suicide, comme cette jeune femme de Montluçon; d'autres tournent à la folie, comme cette autre jeune fille des environs de Thiers.

On ne saurait croire aussi le rôle considérable que joue pour la bonne harmonie du ménage la pureté de l'haleine du nez. Cela est d'autant plus important qu'au début l'entourage du malade ne s'en est pas aperçu. Nous avons dans notre clientèle deux cas de divorce manifestement dus à la répulsion que donne l'ozène. Il nous souvient aussi d'une belle jeune fille qui nous consultait pour l'anémie et qui éclata subitement en sanglots dès que nous lui eûmes expliqué l'influence des sécrétions nasales en putréfaction sur sa dyspepsie et le rôle néfaste de cette affection pour le mariage. Tout en pleurant, elle nous apprit que son fiancé avait rompu brusquement, sans explication. Elle venait de se rappeler un mouvement de recul instinctif qu'il avait eu dès le premier baiser donné en présence de la famille, mouvement mis naïvement par elle sur le compte de l'émotion.

Si les voisins ne s'aperçoivent pas de l'odeur, cela tient à ce que la colonne d'air s'échappant des narines est presque verticale, tandis que l'expulsion par la bouche est horizontale. Une personne dont les sécrétions nasales répandent de l'odeur peut parfaitement ne pas être remarquée en public. Il n'en est pas de même dans l'intimité.

Histoire de la maladie ozène.

I.

Pourquoi le nez ozéneux est-il toujours rempli de croûtes?

La mauvaise odeur qui se dégage de l'haleine des malades atteints d'ozène tient, on le sait, à la formation incessante dans les fosses nasales de mucosités et de croûtes qui, *ne pouvant être expulsées par des mouchers fréquents ou même des lavages*, finissent par subir des fermentations putréfactives. La caractéristique de cette affection, dans l'esprit de la plupart des médecins, est précisément dans la persistance de la mauvaise odeur ou punaisie du nez ainsi que des croûtes, quels que soient les soins donnés au malade et les précautions prises par lui.

Voici comment s'exprimait à ce propos, tout récemment, dans une revue critique intitulée : *Pathologie et étiologie de l'ozène*, un spécialiste très au courant de la littérature médicale : « Pour un examen plus complet, il faut enlever les croûtes. Ce n'est pas toujours très facile en certains points; *ces croûtes, très adhérentes, résistent à une irrigation même abondante et énergique. Ce* sont surtout les croûtes qui tapissent la partie supérieure de la paroi externe qui résistent. Il faut alors les détacher avec un stylet. »

Cela dit assez éloquemment que, dans l'état actuel de la science et grâce à l'insuffisance des secours qui lui sont *classiquement* offerts, le malheureux ozéneux devra se résigner à garder toujours des matières en putréfaction dans le nez, quelle que soit la quantité d'eau qu'il prenne en irrigation, quelle que soit la quantité de poudre antiseptique qu'il prise ou quelle que soit la masse de pommade dont il se bourre le nez. L'aveu d'une telle impuissance est encore donné dans un article paru, à quelques jours d'intervalle, dans la *Semaine médicale*, où l'on peut lire que « l'écueil auquel vient se heurter, dans la plupart des cas, le traitement dirigé contre l'ozène est, comme on sait, l'impossibilité pour le malade de se débarrasser complètement, au moyen d'irrigations nasales, des croûtes qui tapissent la muqueuse lésée. »

Pour achever de convaincre le lecteur, nous pouvons encore citer la communication de M. Rangé à la Société de laryngologie, spécialiste très distingué de Challes. M. Raugé fait passer dans le nez des ozéneux 10, 20, 30 et jusqu'à 50 litres d'eau deux fois par jour. C'est, en somme, le traitement de toutes les villes d'eau sans exception.

Malgré ces quantités formidables d'eau, nous démontrerons plus loin que la propreté est incomplète en raison des nombreux culs-de-sac du nez ozéneux, culs-de-sac que ne peuvent débarrasser ni les efforts du moucher, ni les poudres, ni les pommades. Le malade verra pourtant combien ce nettoyage est facile, et il saisira l'avantage de notre méthode d'autant mieux que la *propreté parfaite du nez*, l'enlèvement des croûtes est pour lui la seule préoccupation importante, et qu'il *aura compris que toute sa punaisie tient exclusivement à la formation et à l'accumulation de croûtes dans le nez, qu'il y a impossibilité matérielle par les injections nasales ordinaires d'assurer la désinfection du nez*, que les injections nasales faites à l'aide du syphon, de l'irrigateur, de fontaines ou de réservoirs connus dans les villes d'eaux ne peuvent nettoyer complétement le nez. Voilà pour la théorie; quant à la pratique, nous en faisons la démonstration à chaque malade, en lui recommandant de bien se laver et se moucher jusqu'à ce qu'il ait la conviction que son nez est propre. *Il nous suffit d'employer* ensuite notre procédé pour faire immédiatement sortir de ce nez lavé des croûtes infectes, croûtes qui auraient provoqué de nouvelles sécrétions et auraient produit le même effet dans le nez ozéneux que si un individu sain s'introduisait un peu de matière pourrie dans les fosses nasales. En très peu de temps, toutes ces sécrétions nasales répandraient une odeur infecte. Cette démonstration du fait que le nez n'est jamais rendu propre par les procédés ordinaires, nous sommes prêt à le faire devant n'importe qui et avec n'importe quel malade.

D'ailleurs, la théorie des points morts dans les courants est là pour prouver ce que nous avançons. Nous n'hésitons pas à la citer de nouveau :

Soit une rivière AB, un cul-de-sac C : toutes les pailles, bouchons, etc., situées dans le cul-de-sac, ne seront jamais entraînés par le courant. On comprend alors pourquoi notre système, qui permet au liquide de pénétrer dans les culs-de-sac nasaux, peut nous donner le résultat d'assurer *avec un verre d'eau* une propreté nasale supérieure à celle que peuvent donner les irrigations avec 50 litres d'eau, irrigations exagérées qui anémient, noient la muqueuse et la privent par endosmose de ses sels

Comment on reconnaîtra qu'on est arrivé à obtenir la propreté parfaite du nez.

Les précautions étant prises pour la préparation de l'eau de lavage et notre appareil enfoncé de 7 à 8 centimètres dans la narine, on y fait passer pendant une seconde le courant de liquide; puis le malade se mouche violemment dans la cuvette, en prenant soin de se moucher non pas les deux narines à la fois et en se pinçant les deux narines, comme on le fait communément, mais bien *une narine après l'autre* et en bouchant une narine pendant que l'autre reste entièrement libre. Après s'être bien mouché, le malade recommence le lavage, alternativement dans chaque narine, et *il a bien soin de vider la cuvette après chaque petite irrigation.* Le malade peut s'assurer ainsi, à chaque instant, du degré de souillure de l'eau, c'est-à-dire de l'état de propreté de son nez. C'est le seul moyen qu'il possède pour savoir à quel moment son nez est suffisamment lavé. Ce résultat est atteint quand l'eau de l'irrigation revient absolument propre. Très peu, excessivement peu d'eau suffit pour chaque petite irrigation, que le malade fait suivre chaque fois d'un moucher pratiqué suivant le procédé indiqué. C'est à la condition de bien s'en tenir à ces prescriptions minutieuses que le malade arrivera à obtenir le nettoyage parfait de son nez. Sinon, s'il ne s'astreint pas à faire de petites irrigations partielles, suivies de moucher, et à vider chaque fois sa cuvette, il ne pourra savoir à quel moment le lavage sera suffisant, et il s'exposera à laisser des croûtes, et par conséquent l'infection persistera dans ses narines.

Quand le malade sera bien persuadé que la disposition anatomique de son nez empêche les croûtes d'être expulsées naturellement par le moucher, et que c'est par leur simple séjour prolongé dans les narines que se développe la punaisie dont il est affecté, il prendra matin et soir la précaution d'expulser par un lavage les mucosités avant que tout commencement de putréfaction se soit déjà manifesté. Si nous avons tant insisté sur ces faits, c'est que nous savons, par expérience, que le malade ne suit bien son traitement que s'il sait, si on lui a fait comprendre à quoi s'appliquent toutes les particularités, tous les détails qu'on lui recommande de retenir.

Conclusion. — *L'ozène est guérissable, parfaitement guérissable. Les malades ne doivent pas désespérer; ils peuvent venir nous voir accompagnés de leur médecin.*

L'affection est guérissable non seulement à cause des médicaments capables de guérir, mais encore et surtout grâce au nouveau système qui permet d'introduire dans le nez un appareil capable de masser la muqueuse, de porter les médicaments dans tous les culs-de-sac, de fouiller dans tous les coins, de doucher l'intérieur de la cavité nasale comme on douche, dans nos stations thermales, une articulation ou toute autre partie du corps malade; grâce aussi à la pulvérisation des pommades, procédé encore inconnu de nos médecins et de nos pharmaciens, les malades sont rapidement guéris, et alors l'exubérance de leur joie n'a plus de bornes; c'est pour eux une nouvelle vie qui commence. — *N. B.* Les Docteurs reviennent depuis longtemps dans votre région. Leur écrire à Paris pour être prévenu de leur passage. Ne pas les confondre avec le pseudo-Institut Drouet, qui publie les guérisons de gens qui n'existent même pas. En voir les preuves à la quatrième page de la couverture de ce livre,

ÉCOULEMENT DE PUS PAR LE NEZ.

Cet écoulement ne se produit en général que par une seule narine; il est toujours fétide. Il a lieu quand le malade se mouche ou qu'il penche la tête en avant. La nuit, le pus coule dans la gorge et engendre du côté de la gorge, du côté des oreilles et même de l'estomac, des affections consécutives qui sont souvent rebelles à tous les traitements lorsque la cause reste insoupçonnée. On a vu des maladies d'estomac ayant résisté aux spécialistes et qui étaient dues à un écoulement provenant du nez. Dans ce cas, le malade mouche beaucoup et surtout du côté malade; il ne tarde pas à être incommodé lui-même par la putréfaction nasale. L'écoulement est dû à plusieurs causes : tantôt à la présence de corps étrangers dans le nez, corps ayant pénétré par suite de vomissements ou d'éternuements. Ce débris, non seulement se pourrit lui-même, mais provoque autour de lui des dépôts calcaires qui constituent de véritables pierres nasales et qui ajoutent à l'obstruction qu'elles produisent le fait de maintenir dans leurs coins et recoins des mucosités qui ne peuvent s'échapper. Souvent, l'écoulement du nez est produit par une affection du sinus maxillaire ou de l'os des pommettes de la joue. Le plus souvent, cet abcès du sinus provient d'une carie des dents, carie inaperçue par le malade. Il suffit en ce cas de frapper avec une tige de fer de petits coups sur les dents jusqu'à ce qu'on ressente une légère douleur. Le remède est alors indiqué. Quelquefois, le médecin sera obligé de demander au malade de lui pratiquer un petit trou dans l'alvéole de la dent pour lui faciliter la guérison. Mais ce trou, nous en prévenons charitablement le malade, sera très petit et se refermera d'autant plus facilement qu'il aura été plus petit. Le traitement de l'abcès du sinus maxillaire, bien qu'il soit long, est sûr; mais il est bien plus vite guérissable par notre système de douche interne des cavités, système qui permet de fouiller ces cavités de même que nous douchons et massons les coins et recoins des nez et des oreilles.

L'écoulement de pus par le nez peut encore être dû à une affection du sinus frontal : ce sinus est parfois bouché par suite d'une légère végétation (polypes). En ce cas, le devoir du spécialiste est indiqué : il suffit d'enlever le polype (l'extraction se fait sans douleur), de faire quelques lavages dans la direction du sinus pour obtenir une guérison relativement rapide: d'autres fois, le pus est dû à la présence de polypes qui forment par leur disposition de vastes culs-de-sac, dans lesquels la sécrétion nasale séjourne et échappe aux courants d'air du moucher et aux courants d'eau des injections nasales. Le spécialiste enlèvera les polypes et les végétations et veillera à ce que les injections nasales soient faites au moyen d'appareils spéciaux pénétrant dans les culs-de-sac, y pénétrant de force pour laver les cavités et y déposer des pommades qui agissent très bien.

Ayant constaté que la propriété des muqueuses du nez est de changer de volume, on a dû construire des appareils durs au lieu des mous, incapables de pénétrer dans les sillons. Les abcès du sinus maxillaire sont dus parfois aux suppurations de l'os ethmoïde ou du sinus sphénoïdal. Toutes ces affections ont profité largement des bénéfices de l'électricité. Il suffit de mettre une lampe électrique dans le nez ou la bouche du malade, d'allumer la lampe quand le malade est dans l'obscurité : on verra de suite que la partie malade est plus sombre que la partie correspondante ou la partie voisine saine.

Grâce aux rayons X Roentgen, on pourra encore préciser le traitement de ces affections, surtout en ce qui concerne le catarrhe du nez, c'est-à-dire le cas où le sinus serait rempli de mucosités, cas qui échappe le plus souvent aux spécialistes. En général, on doit se pénétrer de ce fait qu'il n'y a pas deux thérapeutiques et qu'un abcès du nez doit être traité comme un abcès d'une autre région. On ouvrira donc l'abcès pour faciliter la sortie du pus et on en enlèvera d'abord la cause : dent, polype, corps étrangers ; on nettoiera les cavités, on assurera surtout une désinfection parfaite qui ne laissera aucun cul-de-sac baigner par le pus ou les débris de la muqueuse. C'est de cette façon que notre méthode normale remporte, par l'application indiquée par la théorie des points morts dans les courants, des succès éclatants contre des affections qui duraient depuis des années chez certains malades. — N. B. Pour connaître la date du passage des Docteurs dans votre région, vous êtes prié de leur écrire à Paris.

SAIGNEMENT DU NEZ.

Les saignements du nez sont généralement dus à des ulcérations de la cloison nasale qui se recouvrent de croûtes. Chaque fois que le malade détache une de ces croûtes, soit en se mouchant, soit avec les doigts, l'ulcération est mise à vif et le saignement du nez recommence.

L'épistaxis finit par devenir dangereux, car les pertes sanguines continuelles anémient le malade, mettent sa vie en danger. On nous a amené un jour un homme absolument exsangue. Depuis trois jours, l'écoulement persistait et il était dû à une ulcération insignifiante. *Le tamponnement des fosses nasales postérieures est presque toujours inutile* et, de plus, il provoque, lorsqu'il est fait par des mains peu exercées, de nouvelles érosions de la muqueuse, ce qui le rend alors indispensable.

On arrête facilement le saignement du nez avec notre solution hémostatique, appliquée avec du coton hydrophile également hémostatique.

Pour éviter le retour des saignements du nez, le malade « se bourrera » le nez avec de la pommade de vaseline trois fois par jour et prendra des injections intra-nasales du côté opposé à celui d'où vient le sang. Il évitera les violents efforts pour se moucher, prendra des bains de pieds fréquents.

Le spécialiste, en cautérisant l'ulcération, amènera une fois pour toutes la guérison.

LA PERTE DE L'ODORAT

Diminution. — Perte d'un côté.

On remarque des lésions de l'odorat chez un grand nombre d'individus. Souvent, sans qu'on le sache, l'olfaction ne s'effectue plus par les deux narines, comme normalement, et l'odorat est aboli d'un côté.

De même qu'il faut vérifier l'audition, en fermant avec le doigt alternativement chaque oreille, pendant qu'à l'oreille libre on présente une montre en mouvement, de même il importe de s'assurer de l'intégrité de ses perceptions olfactives, si l'on veut arrêter dès le début des lésions de l'odorat, lésions dont les symptômes évidents n'éclatent que plus tard.

Il faut examiner alternativement chaque narine en fermant l'une d'elles pendant qu'on présente à l'autre un corps odorant quelconque.

La perte de l'odorat, en tant que symptôme d'une affection purement et exclusivement nasale, peut être due à un *catarrhe nasal* aigu ou chronique, à la présence dans les fosses nasales de *polypes*, de *tumeurs* ou simplement de *corps étrangers* de différente nature, à l'*ozène*, à la *syphilis*, à la *tuberculose*, aux *abcès des sinus*.

Toutes ces causes, si différentes qu'elles soient, ont ce trait commun, c'est que toutes elles atteignent dans le nez la région qui est le siège de la fonction olfactive ; la totalité de l'intérieur du nez, en effet, n'est pas chargée de transmettre des impressions odorantes. Cet organe est divisé en deux portions très distinctes, destinées à remplir chacune un rôle très spécial : la première sert à la respiration et ses lésions entraînent des troubles respiratoires, troubles que nous avons eu l'occasion de décrire (obstruction nasale, nez trop libre, etc.); la seconde cloison du nez, *région olfactive*, comprend la partie supérieure de la cloison du nez, le méat supérieur et le méat moyen des fosses nasales, tandis que la *région respiratoire* comprend la partie inférieure de la cloison du nez et le méat inférieur des fosses nasales.

Le *catarrhe aigu* ou *rhume de cerveau* de la région olfactive entraîne la perte de l'odorat. Chacun l'a constaté soi-même.

Le *catarrhe chronique*, surtout lorsqu'il s'accompagne d'une hypersécrétion continuelle de mucosités, de croûtes, entraîne également la perte de l'odorat. L'olfaction, en effet, ne s'accomplit d'une façon parfaite que si la muqueuse ne se trouve pas baignée par des sécrétions trop abondantes. Un nez trop humide ne sent pas; c'est là une donnée physiologique de notion courante.

Les *polypes* du nez, qui produisent de l'obstruction nasale lorsqu'ils sont situés dans la région respiratoire, peuvent produire la perte de l'odorat. Les polypes agissent, dans la circonstance, soit en empêchant, par leur présence, les corpuscules volatils des corps odorants d'arriver jusqu'aux terminaisons nerveuses qui s'épanouissent dans la région olfactive du nez, soit en exerçant par leur volume, sur ces mêmes terminaisons nerveuses, une compression mécanique ou une irritation inflammatoire qui arrive à détruire la pituitaire.

Les *tumeurs* siégeant au voisinage de la région olfactive entraînent la perte de l'odorat par un mécanisme identique.

Les *corps étrangers* (noyaux de cerises, pois, lentilles, haricots, etc.) introduits accidentellement dans le nez, par les vomissements par exemple, peuvent y séjourner très longtemps, jusqu'au moment où la prolongation de leur séjour finit par amener la perte de l'odorat. Certaines tumeurs peuvent aussi s'être produites aux dépens même de la muqueuse de la région olfactive; alors la perte de l'odorat est évidemment la conséquence naturelle du processus destructif de cette muqueuse.

Une des causes fréquentes encore de la perte de l'odorat, c'est l'*ozène* ou punaisie, cette infirmité si repoussante, que celui qui l'a constatée une fois ne se trompera plus, s'il se trouve à côté d'une personne atteinte de cette affection. Au début de l'ozène, le malade mouche abondamment. Les sécrétions nasales étant visqueuses, très adhérentes, tombent souvent dans la gorge où elles paraissent agglutinées comme de la poix; en même temps, l'intérieur du nez commence à se détruire. Peu à peu, les mucosités se dessèchent, le besoin de se moucher est continuel, et rien n'est expulsé si ce n'est, de temps à autre, d'énormes paquets de croûtes d'une odeur infecte et pénétrante. — En principe, tout nez traité comme toute oreille bien lavée, ne doit plus répandre d'odeur.

Le traitement de la perte de l'odorat variera donc avec la cause; il est entièrement de la compétence du véritable spécialiste. (Les

Docteurs viennent souvent dans votre région. Leur écrire pour être prévenu de leur passage.)

NEZ ROUGE.

Congestion, eczéma du nez, boutons, points noirs, vers du nez. — Beauté de l'extérieur du nez.

La beauté du visage, contrairement à ce que l'on pense généralement, ne consiste pas autant dans la régularité des traits que dans leur finesse et leur expression. Sans doute, il est extrêmement avantageux de posséder ce profil sculptural que la statuaire antique nous a légué comme le prototype de la beauté humaine; mais, il faut bien le dire, cette perfection plastique est rare, elle ne caractérise ni ne consacre la beauté et la séduction d'une physionomie. Il suffit, en effet, pour enlaidir le visage le plus régulier de forme, du moindre bobo, de quelques pustules d'acné, de quelques points noirs, de quelques petits furoncles, d'un empâtement même léger des tissus sous-cutanés dans les régions les plus accessibles au regard, comme les joues, les lèvres avec leurs commissures, le menton, et surtout les ailes du nez. Le nez joue, en effet, le premier rôle dans la beauté du visage; beaucoup de personnes se préoccupent avec raison de sa forme, ne recherchent et n'admirent que le nez droit qui fait partie du profil grec. Mais la forme n'est pas tout, et le nez le plus... fantaisiste peut embellir une physionomie à la condition de présenter un aspect correct au point de vue de sa *coloration*, de sa carnation; la *finesse de son extrémité* est aussi d'une importance capitale.

Rien n'enlaidit le visage le plus régulier de forme et d'aspect comme la congestion, la *rougeur* de l'extrémité nasale. Sur l'homme le plus sobre plane le soupçon des excès alcooliques et, chez la jeune femme, la conséquence est encore plus grande, non seulement pour sa réputation, mais encore pour sa beauté.

Pendant près de quinze ans nous avons été affligé de cette petite infirmité, et nos médecins ne connaissaient que l'usage de mille et une pommades dont la seule propriété était de rendre le nez luisant, ce qui en complétait le charme (?).

La rougeur du nez est presque toujours *due à une affection intra-nasale.*

Le plus souvent, ce sont des personnes qui prennent des rhumes de cerveau fréquents qui ont le nez souvent bouché. La circulation est gênée et le sang stagne à l'extrémité du nez et le congestionne. On trouve aussi cette rougeur chez les malades qui mouchent énormément : des croûtes, des mucosités, des caillots de sang. En général, ils ont en même temps de l'eczéma du lobule interne.

Nous avons guéri déjà beaucoup de malades venus plusieurs années aux eaux pour se pulvériser religieusement l'extrémité du nez sans obtenir le moindre résultat.

Le nez rouge ne nuit pas seulement à l'esthétique, il peut encore devenir dangereux.

Toute partie du corps où la circulation est ralentie devient un lieu d'élection pour les microbes. Nous avons vu une belle jeune femme de la Gironde venir trois ans se pulvériser le nez. La quatrième année, le lupus (tuberculose de la peau) s'y est déclaré et lui a détruit une partie du lobule.

C'est à grand'peine si nous avons pu enrayer l'affection par un traitement et une opération intra-nasale.

Nous avons aussi guéri à notre clinique plusieurs malades chez lesquels les traitements indiqués par les plus éminents spécialistes de la peau n'avaient en rien modifié la rougeur du nez.

Quant à l'eczéma du lobule, il est presque toujours dû à une succession de petits furoncles qui ont irrité profondément la peau. D'autres fois, ce sont les mucosités très abondantes qui lui ont donné naissance et l'entretiennent surtout à la suite du coryza.

La congestion, la rougeur de cet organe (nez rouge), les points noirs, les vers du nez, la peau luisante, sont souvent aussi dus au mauvais fonctionnement d'un viscère éloigné (l'estomac par exemple : mauvaise digestion, constipation); c'est alors l'état général qu'il faut soigner. Il en est de même pour les boutons d'acné et les furoncles; mais, dans ce cas, le malade n'oubliera pas que dans l'acné et les furoncles l'inoculation joue un grand rôle. S'il faut modifier l'état général, c'est-à-dire le terrain où se développent si facilement les microbes, il faut aussi éviter la contagion par une antisepsie bien comprise, en évitant de toucher le nez avec autre chose que du coton hydrophile.

Si le malade est sujet aux varices, les varices sur le nez se développeront, sous forme de veines, d'une façon désagréable, mais facile à modifier.

Dans tous les cas, il ne faut pas oublier que le nez, comme les doigts, les bras et les jambes, étant un organe proéminent, le sang de l'extérieur du nez vient de l'intérieur, comme le sang qui parcourt un bras, une jambe, vient de l'intérieur. La moindre obstruction dans la sortie du sang amène une congestion de l'organe. Donc la *circulation* du sang à l'extérieur du nez est liée à la circulation des fosses nasales, et la moindre affection de la muqueuse nasale (catarrhe du nez, habitude de se moucher beaucoup, gêne nasale, polypes, nez trop libre, ozène, croûtes à l'entrée du nez) entrave la *circulation extérieure du nez* et en change la *coloration* et l'aspect. Avant tout autre traitement, il faudra donc s'assurer de la guérison de l'affection nasale interne, affection souvent ignorée par le malade.

Mais que l'on ait affaire à une lésion locale ou générale, il faut toujours chercher à neutraliser les effets du mal à l'endroit même où il se manifeste, c'est-à-dire à la peau.

Cette recommandation est d'autant plus importante qu'une irritation prolongée des téguments externes gagnerait les couches profondes et altérerait la forme même du nez.

Sous l'action de l'empâtement disparaissent les sillons qui délimitent les ailes du nez; de plus, sous l'influence d'une mauvaise circulation, de véritables dépôts graisseux se forment de chaque côté de l'extrémité de l'organe, qui perd ainsi son élégance primitive.

Avec un peu d'attention, on s'apercevra aisément que ce sont surtout les altérations du nez qui vieillissent et enlaidissent le plus un visage féminin. En effet, le profil est complètement changé et la physionomie perd beaucoup de son expression par l'immobilité et l'empâtement des ailes du nez.

Traitement de la rougeur du nez.

Le nez est souvent atteint d'engelures qui occasionnent parfois la rougeur que l'on y remarque. Cette rougeur est due quelquefois aussi aux nombreux boutons d'acné qui affectent le plus souvent les ailes du nez. Cette *rougeur est d'ailleurs entretenue par la façon dont beaucoup de malades se mouchent*, en ce sens qu'ils *compriment énormément* les ailes du nez et interrompent la circulation. Enfin, nul n'ignore que les *buveurs* sont affligés de la congestion de l'appendice nasal. Ceux-là ont entre les mains en partie le remède.

Le nez est plus exposé que les autres organes, soit au froid, soit aux coups; c'est pourquoi l'eczéma du nez et sa rougeur sont très difficiles à traiter chez certains malades.

Il ne s'agit pas seulement de rougeur et d'eczéma de la peau de l'organe, mais d'une affection qui siège dans l'intérieur de l'organe par suite du manque de circulation. Souvent même la congestion du nez est due à la présence d'une multitude de petites veines qui ne sont autre chose que des varices. Dans les cas de congestion et quelle qu'en soit l'origine, le malade devra se soumettre à un traitement intra-nasal qui aura pour but de favoriser la circulation à l'intérieur du nez. Toute gêne apportée dans le retour du sang de l'intérieur du nez aux profondeurs d'où il est sorti amènera fatalement la congestion, puis une augmentation de volume des vaisseaux, et par conséquent la rougeur. De plus, la circulation nasale n'étant pas libre, tous les microbes et les germes que renferment les muqueuses rouges et enflammées trouvent là un terrain propice à leur développement. Un massage bien fait et quelques douches intra-nasales (nous disons douches et non irrigation par le syphon de Weber ou autre) suffiront pour faire disparaître en peu de jours une congestion durant même depuis longtemps. Si sur le nez se développe un eczéma à la suite de furoncles ou de boutons d'acné, il est évident que le malade devra se conformer au régime des maladies de peau. (S'abstenir de viandes salées, de charcuterie, de fromages, de vin, de café, d'alcool, d'excès de toute nature.) Il surveillera sa constipation et prendra de temps en temps deux pincées de sel dérivatif. En plus du traitement interne, on fera la toilette extérieure en étendant chaque jour sur le nez une légère couche de pommade dont le but est de rétablir la coloration naturelle du nez; elle a l'*avantage de dégraisser* la peau. Le spécialiste peut encore intervenir en cas d'insuffisance de ce traitement par une légère scarification faite sans douleur, sans laisser de traces même après les nombreuses scarifications. On arrive de cette manière à couper les vaisseaux variqueux en tellement de tronçons qu'il leur est impossible de se ressouder. Le tissu étant dégagé, la circulation reprend son libre cours et le nez guérit de lui-même. Nous pouvons déclarer, sans être contredit, que la rougeur du nez est une affection qui nous est familière et contre laquelle, en raison de notre passé et du grand nombre de malades que nous avons soignés, nous avons obtenu des succès qui sont plutôt dus à une question de tact, d'adresse pour ainsi dire, car toutes les scarifications que l'on fait et qui constituent autant de petites blessures doivent être faites sans douleur et sans laisser de cicatrices; de sorte que le malade est guéri de son affection sans qu'il y ait trace du remède. (Écrire au Docteur, à Paris, pour connaître la date de son passage dans votre région.)

SYPHILIS DU NEZ.

Écrasement. — Aplatissement. — Effondrement du nez.

« La syphilis aime le nez. » (Fournier.) Toute personne qui aura été atteinte de la syphilis devra se soumettre à un traitement dès la moindre apparition d'une affection nasale *quelle qu'elle soit*. La syphilis produit, en effet, des désordres épouvantables dans le nez qui *s'effondre* rapidement, ce qui fait le désespoir des malades. **Elle est d'autant plus dangereuse** *qu'elle agit sournoisement.*

Sans douleur, elle réduit les os en bouillie, sous le nom de produits gommeux, et il est souvent trop tard pour intervenir utilement.

Surtout pour *les enfants des personnes qui ont été atteintes de syphilis*, il est nécessaire de se tenir encore plus en garde. C'est dans le nez que la syphilis héréditaire se manifeste avec prédilection. On voit tout à coup de charmants petits êtres[1], bien inoffensifs, de belles jeunes filles, surtout au moment de la puberté, défigurés à tout jamais par un effondrement, un aplatissement, un écrasement du nez, triste stigmate d'une maladie qu'on traite d'infamante, *mais à laquelle tous les jeunes gens sont exposés. Ce n'est qu'une question de chance.* Cette maladie est tellement répandue que la moitié des « boulevardiers » ou des gens qui « ont vécu » longtemps à Paris en ont été atteints. Cette opinion est celle d'un membre de la Faculté de Paris qu'il est inutile de citer. (Pour la syphilis générale, voir les *Maladies intimes,* dans notre livre *la Santé pour tous.*)

CEUX QUI MOUCHENT TROP.

Si la personne qui se mouche souvent peut n'éprouver aucun inconvénient de cet acte souvent répété, il ne faut pas oublier cependant que cet excès de sécrétion des fosses *nasales dénonce une affection aiguë ou chronique de la muqueuse du nez, comme le fait de cracher souvent annonce une lésion des poumons ou des bronches.* Et l'affection, si bénigne d'abord, peut prendre, si elle n'est pas soignée, mauvaise tournure, se changer d'aiguë en chronique et de guérissable en incurable. Les sécrétions, d'inodores peuvent devenir d'odeur infecte, et le nez, qui est le siège d'une puanteur insupportable, fait le vide autour de son malheureux possesseur, toute intimité devenant impossible avec un malade affligé d'ozène.

Pour se convaincre que le symptôme se *moucher souvent,* même passagèrement, annonce une affection nasale, il suffit d'examiner dans quelle circonstance cette infirmité débute. Examen

1. Pour montrer combien on a tort de couvrir cette maladie d'une sorte de mystère, nous citerons un jugement du Tribunal de la Seine qui a condamné l'Assistance publique de Paris à payer à une nourrice la somme de 6 à 7,000 francs parce qu'elle avait été contagionnée par un nourrisson des Enfants-Assistés.

facile, chacun de nous ayant souffert, au moins quelques jours, de l'ennui de se moucher souvent.

Après un rhume de cerveau, la muqueuse nasale continue longtemps à sécréter d'une façon anormale ; le malade s'en aperçoit à la consommation des mouchoirs. Il en est de même après la scarlatine, la rougeole, le croup, les amygdalites, car dans toutes ces affections le nez et l'arrière-gorge sont attaqués primitivement ou secondairement, et il est de la plus grande importance, dans ces maladies, de tenir le nez très propre, ou tout au moins d'enduire largement l'intérieur des narines de pommade, afin de maintenir l'intégrité des oreilles et des fosses nasales.

Nous avons, à la suite d'une amygdalite contractée par imprudence, étudié sur nous-même l'excès consécutif de sécrétion. La muqueuse nasale s'enflamme aisément, en effet, par influence de voisinage ; qu'un gros furoncle apparaisse aux environs du nez, qu'une fluxion dentaire provenant de la carie des dents de devant surtout se déclare, aussitôt le nez s'enflamme et le mouchoir devient indispensable.

La propreté dentaire surtout a une telle influence sur la santé du nez qu'il est nécessaire de faire enlever les chicots des dents à fistule et de maintenir l'appareil de la mastication dans un état de propreté irréprochable. Pareils raisonnements peuvent s'appliquer, du reste, aux affections auriculaires et oculaires, et les mêmes précautions sont utiles [1].

Chacun de nous a pu remarquer, en outre, combien toute matière pulvérulente, même le tabac, introduite dans les fosses nasales, forçait à se moucher ; c'est que toute muqueuse, quel qu'en soit le siège : parois du nez, de l'estomac, de l'intestin, etc., n'a d'autre moyen de défense que la sécrétion d'un mucus destiné à englober le corps étranger et à entraîner ensuite ce corps au dehors sous l'action des contractions de l'organe : estomac, intestin, larynx, etc. Ce mécanisme dans l'expulsion est général ; ainsi dans l'estomac, l'on constate deux sortes de glandes, sécrétant les unes un mucus dont le rôle est chimique, les autres un mucus dont le rôle est mécanique, destiné à l'enrobement des corps insolites.

On provoque à volonté chacune des deux espèces de sécrétion, selon que l'on met en contact avec la muqueuse un corps inerte ou une substance alimentaire, de la viande, par exemple. L'expérience a été faite souvent sur un animal sacrifié aussitôt l'ingestion de la substance.

Il ne faudrait pas croire que l'affection qui a pour symptôme le

1. Chose curieuse, les malades n'y croient pas.

besoin de se moucher fréquemment puisse être impunément livrée à elle-même.

De même qu'un rhume négligé peut devenir une tuberculose pulmonaire, une hypersécrétion nasale, même passagère, prédispose à une affection dont le dernier terme est l'ozène ou *punaisie des gens du monde*, maladie repoussante dont l'influence, quoique inavouée, est si grande sur la bonne harmonie des ménages et la conclusion des mariages.

Il *importe de le répéter : de même qu'une phtisie a toujours commencé par un rhume, de même une lésion nasale chronique a toujours commencé par une sécrétion anormalement* abondante de la pituitaire.

Que les mucosités séjournent dans les fosses nasales, elles se putréfient et donnent naissance à une odeur infecte. En même temps, la muqueuse nasale s'atrophie, et l'*ozène*, cette infirmité si pénible pour le patient et pour son entourage, est définitivement constitué.

Le catarrhe nasal retentit encore sur d'autres organes, sur la *gorge*. Les mucosités nasales tombent dans la gorge, surtout pendant le sommeil ; elles la tapissent d'une couche de substances putréfiées qui nuisent à la muqueuse et qui provoquent des raclements agaçants et répétés, des reniflements, pour favoriser l'expulsion de ces mucosités.

De là, affection du larynx, enrouements, pour la guérison desquels on parcourt toutes les villes d'eau connues.

Les poumons eux-mêmes paient un large tribut.

La gorge, plus irritée, fait plus tousser et le poumon en devient souvent malade.

L'estomac paie aussi un tribut au catarrhe nasal. Une portion des mucosités sont avalées, surtout la nuit et pendant les repas ; elles causent des gastralgies, des renvois, des dyspepsies enfin, rebelles à tout traitement qui ne vise pas le catarrhe nasal.

La beauté extérieure de la bouche et du nez subit elle-même l'influence de l'affection nasale.

Le nez rougit, se gerce, devient bourgeonné, variqueux, et des ulcérations peuvent en détruire certaines parties (voir le nez rouge).

La lèvre supérieure, surtout chez l'homme, devient le siège d'eczémas tenaces, quand la cause première du mal reste inconnue, ce qui constitue la majorité des cas.

Les oreilles même se ressentent à la longue de l'inflammation de la muqueuse nasale, inflammation qui gagne l'arrière-nez et la caisse du tympan.

En résumé, tout l'organisme souffre plus ou moins d'une affection nasale, même la peau, même le système nerveux.

Il est donc du devoir de tout individu, dans l'intérêt de sa santé et de ses relations sociales ou intimes, de surveiller son nez sitôt qu'il se mouche plus fréquemment que d'habitude; d'autant plus que l'affection est rapidement guérissable grâce à notre procédé pour l'application duquel les malades peuvent venir nous voir accompagnés de leur médecin. (Les Docteurs visitent fréquemment votre région; leur écrire pour être prévenu de leur passage.)

CHAPITRE III.

Maladies de la gorge et du larynx.

LE RACLEMENT DE GORGE.

Certains malades ont, le matin au réveil, une sensation de gêne prononcée dans la partie postérieure des fosses nasales et leur voile du palais semble embarrassé par la présence de corps étrangers volumineux. Ces sensations provoquent de leur part du nasonement, du toussotement, des envies d'avaler par le nez, des reniflements et des raclements incessants, des « errr, errr », gutturaux qui réussissent à peine à ramener en avant et à expulser quelques mucosités épaisses, gluantes et adhérentes comme de la poix. Souvent même les efforts pénibles qu'ils sont obligés de faire leur causent des nausées et des vomissements.

Malgré le soulagement relatif ainsi obtenu, ces malades ont toujours dans la journée la gorge plus ou moins sèche, ils ressentent des picotements, des démangeaisons de la gorge, et continuent à racler et à crachoter fréquemment, d'autant plus que leur malaise est souvent et facilement augmenté par de nombreuses causes d'irritation, comme la fumée de tabac, les boissons alcooliques, le froid aux pieds, etc., et souvent même le fait d'avaler. Bienheureux encore si cet état prolongé ne détermine pas chez eux un agacement, de véritables troubles nerveux qui finissent par leur rendre la vie insupportable.

Les malades qui raclent ne sont que très difficilement débarrassés par les douches nasales, le syphon de Wéber ou autre, par les gargarismes, pulvérisations, inhalations, le moucher, la toux, les vomissements.

Des causes du raclement.

Examinons les causes de cette façon d'être. Si une personne couche sur le ventre, comme le font quelquefois les ouvriers des champs après le repas, il est bien évident que toutes les sécrétions nasales s'accumuleront à l'extrémité de son nez; mais comme en général on couche dans un lit assez doux et sur le dos, la position même du corps détermine les mucosités à tomber dans l'arrière-nez ou à y rester lorsqu'elles s'y sont formées. Dès que le malade se lève, immédiatement ces mucosités qui étaient collées à l'arrière des fosses nasales se déplacent, comme une montre placée dans la poche d'une personne couchée repose sur son abdomen pendant qu'il est étendu et redescend quand le malade se lève, ces mucosités, dis-je, sous l'influence de la pesanteur et du changement de position, coulent de haut en bas et déterminent alors la sensation d'un corps étranger derrière le nez, et de là toux nasale, raclement ayant pour but de débarrasser l'arrière-nez.

Seulement, il y a un inconvénient, c'est que l'homme n'ayant pas été fait pour coucher sur le dos, la nature n'a pas pourvu au moyen de le débarraser de ces mucosités, qui se sont accumulées dans la situation fausse que la civilisation l'a habitué de prendre. Ces mucosités se trouvent dans un cul-de-sac par rapport au courant d'air de la respiration, et le malade a beau renifler, renacler, souffler, tousser par le nez, prononcer des *crr*, *crr* incessants, les mucosités restent indifférentes à tous ses efforts. Comme les bouchons et les pailles situés dans le cul-de-sac d'une rivière échappent au courant, ces mucosités échappent au courant d'air, et alors il existe deux maladies bien distinctes engendrées par ces mucosités.

La première, c'est que ces mucosités irritent la région d'arrière-nez par leur séjour, comme elles irritent la lèvre supérieure d'un enfant ou d'une grande personne atteinte de rhume de cerveau lorsqu'elles coulent sur cette lèvre. De plus, les efforts de raclement que fait le malade déterminent un agacement, une congestion de toute cette région, absolument comme si quelqu'un se mettait à racler volontairement pendant des heures; la gorge est bientôt dans un état épouvantable.

Conséquences du raclement de gorge. — Les conséquences du raclement de gorge sont de diverses sortes. D'abord un organe à force d'être malade et irrité est beaucoup plus sujet à contracter d'autres maladies. Il ne faut pas oublier cette expérience faite dans les laboratoires : si l'on fait une piqûre d'un produit tuberculeux à deux jambes d'un chien, puis que l'on donne un violent coup à l'une de ses jambes, c'est sur la jambe qui aura été violentée que la tuberculose se développera le plus sûrement; ce qui signifie que tout organe malade est exposé à contracter plus facilement des maladies contagieuses, et que les malades atteints de raclement sont fatalement plus disposés que d'autres aux affections de la gorge, telles que croup, laryngites, voire même bronchites.

L'estomac est un des organes qui se ressent le plus du raclement de gorge. Ces mucosités qui tombent dans l'arrière-nez le matin, et il est facile de le voir en abaissant la langue avec le doigt (répéter plusieurs jours cet examen, surtout le matin au lever, parce que les mucosités ont souvent été avalées dès les premiers mouvements de déglutition), ne sont pas toujours expulsées, elles tombent souvent dans l'estomac. Le nombre des individus que nous avons soulagés d'affections d'estomac, en leur recommandant tout simplement de s'assurer de la propreté de l'arrière-nez, est déjà considérable. En général, les malades ne se doutent pas de la cause véritable de leur mal et attribuent leur guérison aux médicaments absorbés.

Qu'il nous soit permis de raconter ici qu'il y a un mois à peine, un malade vint nous dire que non seulement nous l'avions guéri de sa gorge, mais que nos médicaments l'avaient guéri d'une affection de l'estomac. Comme un de mes collègues, spécialiste pour les maladies d'estomac, se trouvait dans le même hôtel que moi, je profitai de cette circonstance pour lui démontrer combien ces cas échappent souvent à la sagacité des médecins et même des spécialistes pour les maladies de l'estomac, spécialistes qui n'ont pas étudié toutes les causes des affections maladives de cet organe.

Les laryngites des chanteurs sont bien souvent dues aux efforts du raclement. Comment, en effet, une personne dont le nez est en mauvais état pourrait-elle demander des efforts considérables de chant au larynx, qui est obligé continuellement de contribuer aux efforts de raclement?

Traitement.—Le traitement de cette affection est donc désigné par sa cause : en premier lieu, diminuer la sécrétion nasale. On le fera à l'aide de notre système, qui consiste à doucher l'intérieur du nez avec, sur les parois nasales, un jet latéral d'au moins 2 mètres de force. On massera le nez avec une pommade, on se servira d'un liquide astringent à base de salyphène. Si ces mucosités sont produites sous l'influence d'une cause quelconque, corps étranger, polype, développement exagéré de la muqueuse, il appartient au spécialiste d'éloigner la cause, afin que le malade puisse vider et nettoyer le nez.

Le lavage intra-nasal sera fait matin et soir, le matin surtout, ainsi d'ailleurs que le lavage rétro-nasal, non seulement dans le but d'enlever les mucosités qui viennent du nez, mais encore de faire évacuer les sécrétions et les produits même de la desquamation de l'arrière-nez.

Une cautérisation légère, un grattage même, sera quelquefois nécessaire pour arrêter définitivement une sécrétion trop abondante ou trop ancienne; mais dans tous les cas, sans exception, le malade sera toujours soulagé si le liquide qui est prescrit s'adapte bien à son cas, et surtout s'il se conforme bien aux indications que nous lui donnons lorsqu'il vient nous consulter pour les injections rétro-nasales, c'est-à-dire passant du nez à la bouche.

Certains malades, surtout les personnes âgées ou celles dont les occupations sont peu absorbantes ou plutôt énervantes, restent des heures entières au lit le matin, après leur réveil, et font des efforts inouïs pour se débarrasser des mucosités fixées dans l'arrière-nez. Celles qui savent, par ce que nous venons de démontrer, que sous l'influence de la pesanteur et du changement de position les mucosités ont une tendance à descendre, comprendront très bien que la première chose à faire, dès que la sensation de raclement se fait sentir, est de se lever, ou tout au moins de s'asseoir sur son lit, ou se coucher quelques instants sur le ventre, et, en second lieu, de faire une injection rétro-nasale *qui, instantanément*, débarrassera la gorge et permettra aux paresseux de se recoucher.

Notre traitement, absolument spécial, qui permet aux malades de se soigner eux-mêmes, nous a été indiqué par l'étude des causes de la maladie, et rien ne nous fait plaisir comme lorsqu'une personne atteinte de l'affection dont nous venons de parler vient nous voir, accompagnée de son médecin. — (Pour savoir à quelle date les Docteurs consulteront dans votre région, leur écrire.)

Des amygdalites.

Le moindre refroidissement, courant d'air, froid aux pieds, donne à certaines personnes et surtout aux enfants des maux de gorge, des amygdalites avec ou sans points blancs, avec fièvre plus ou moins intense, déglutition douloureuse et surtout une courbature générale avec anéantissement durant plusieurs jours,

Le malaise tantôt est précédé, tantôt accompagné, tantôt suivi d'un rhume de cerveau, ou d'un enrouement, ou d'un rhume de poitrine et quelquefois de surdité. Même après la guérison, il persiste, surtout le matin, la sensation d'un corps étranger derrière le voile du palais, sensation provoquant une petite toux nasale, des reniflements et surtout des raclements, des *crrr*, *crrr* gutturaux qui réussissent avec peine à ramener en avant et au dehors les mucosités adhérentes.

Les badigeonnages, les gargarismes, les cures d'eaux minérales, les pulvérisations n'empêchent pas ces personnes d'être à la merci du moindre refroidissement.

Voici en réalité la cause presque toujours méconnue de cette susceptibilité maladive au froid. Les amygdales sont congestionnées par tous les produits de la desquamation de leur surface, produits qui séjournent soit dans les cavités amygdaliennes, soit entre elles et les piliers du voile du palais, comme les produits de desquamation des muqueuses séjournent dans les organes intimes de l'homme et de la femme formant les sécrétions blanchâtres bien connues, s'y putréfient et irritent ces parties si elles ne sont enlevées par des lavages fréquents et complets.

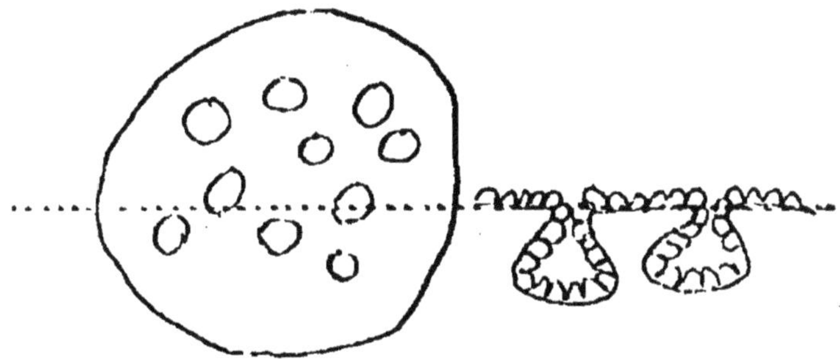

Amygdale — et vue d'une coupe. — Le fond des trous (cryptes) se vide difficilement comme dans les régions intimes. Les débris de la peau séjournent dans ces trous, s'y pourrissent et sont la cause des amygdalites sous l'influence du moindre froid.

Il est d'ailleurs souvent facile de voir ces produits sous forme de graines ou vers blancs. Il suffit de comprimer l'amygdale avec une tige de bois entourée d'ouate, de manière à forcer ces produits de desquamation à sortir des cryptes amygdaliennes.

Or, une matière en putréfaction, c'est-à-dire une matière pénétrée de microbes, produit partout les mêmes effets. Les furoncles, les boutons d'acné rougissent et tuméfient la peau; les matières alimentaires, le tartre des dents congestionnent et rougissent, irritent les gencives; *de même les matières putréfiées non expulsées des cryptes de l'amygdale irritent cette amygdale.* Il est donc facile de comprendre comment l'amygdale s'enflamme, s'hypertrophie, ce qui doit se passer lorsque l'arrivée de quelque nouveau microbe ou l'exposition au froid vient encore diminuer la résistance vitale du tissu amygdalien.

Le traitement découle de cette simple observation : Il ne saurait y avoir deux pathologies; comment donc guérit-on les gencives enflammées ? On enlève le tartre et les matières alimentaires, on assure la propreté des dents, puis on touche les gencives avec un tampon de *coton hydrophile imbibé* à moitié (pour éviter la diffusion) d'un liquide antiseptique, la teinture d'iode, par exemple. De même, pour l'amygdale, il faudra vider les cryptes des matières en putréfaction.

Avec notre traitement spécial, qui permet aux malades de se soigner eux-mêmes, sans les déranger de leur travail, nous guérissons très bien ces maux de gorge qui menacent l'intégrité des oreilles, de la voix, du poumon, facilitent la contagion du croup et compromettent quelquefois l'existence.

Les malades n'ignorent pas du reste que nous acceptons de les examiner et de leur donner nos conseils devant n'importe quel médecin. — *N. B.* Les Docteurs reviennent bien souvent dans votre région. Leur écrire à Paris pour savoir la date de leur passage.

GORGE SÈCHE.

Bien des personnes se plaignent d'avoir la gorge sèche, sensation que chacun de nous a bien éprouvée soit quand il lui arrive de respirer la bouche ouverte pendant la nuit, soit encore à la suite d'une course accélérée faisant haleter. On comprend facilement ce qui s'est passé dans ces cas : l'air qui normalement pour arriver à la gorge traverse le nez, lequel offre une très grande surface humide, arrive, quand on dort la bouche ouverte, immédiatement dans la gorge à la muqueuse de laquelle il prend toute l'humidité dont il a besoin. Il en résulte que la gorge, qui est un organe essentiellement mobile, et comme tous les organes mobiles a besoin d'humidité, éprouve une sensation de gêne, plus considérable encore quand le malade veut se mettre à parler ou avaler sa salive. Les causes de la sécheresse de la gorge sont nombreuses et fréquentes.

Ces causes peuvent se diviser en deux groupes : 1° la sécheresse de la gorge par rhume de cerveau ou gêne nasale; 2° sécheresse de la gorge par suite du nez trop libre, c'est-à-dire par suite de la diminution de la surface utile de la membrane intérieure des fosses nasales. Pour nous résumer, la sécheresse de la *gorge est due à la cessation de la fonction* nasale soit par gêne, soit par destruction interne. Dans les deux cas, le malade est encore gêné par les mucosités amassées dans l'arrière-gorge, mucosités qui prennent une consistance proportionnelle à leur épaississement et provoquent des *crrr*, *crrr* gutturaux qui finissent par énerver, cette influence énervante s'ajoutant à celle due à la sécheresse de la gorge elle-même. La gêne nasale, nous l'avons dit, peut tenir à différentes causes : tantôt à des polypes du nez, tantôt simplement à l'écoulement, pendant la nuit, des mucosités dans les fosses nasales, tantôt à une hypertrophie de la muqueuse des cornets, tantôt à la présence dans l'arrière-gorge d'une amygdale appelée végétation adénoïde, tantôt aux déviations de la cloison, tantôt aux tumeurs. Mais la sécheresse de la gorge due au nez trop libre est autrement grave, car ici les parties utiles de la muqueuse nasale ayant été détruites, l'air arrive dans la gorge sans avoir pris dans le nez l'humidité qui lui est nécessaire. Le malade n'en souffre que par moments, parce que lorsque les mucosités de son arrière-nez séjournent sur les muqueuses elles forment comme un vernis qui garantit contre la sécheresse. Il faut donc attribuer au nez trop libre les cas les plus sérieux de sécheresse de gorge dont se plaignent les malades et aussi les plus rebelles.

Certains malades atteints du diabète ou ayant de mauvaises digestions ressentent aussi une grande sécheresse de gorge. En soignant ce malaise, on surveillera donc l'état général.

Traitement de la gorge sèche. — La gorge sèche n'étant pas une maladie locale mais une maladie d'origine nasale, c'est d'abord du côté de la cause qu'il faut diriger le traitement. En conséquence, le rôle du spécialiste consiste à supprimer la gêne nasale qu'on diminuera fréquemment, chez les enfants surtout, en les faisant coucher sur un lit dur. (Voir l'article *Du coucher de l'enfant.*) Par suite de la position différente qu'est obligé de prendre le corps, le nez ne peut reprendre son état normal.

Si la gêne nasale est due à l'écoulement des mucosités pendant la nuit, on aura soin, avant de se coucher, de se moucher de la façon que nous recommandons et, en même temps, de faire un lavage par notre système, de façon à retarder le plus longtemps possible l'obstruction nasale.

S'il y a des polypes dans le nez, ou encore s'il existe une quatrième amygdale ou végétation adénoïde, il faut au plus vite débarrasser ces régions et enlever les polypes et les végétations, opérations qui peuvent se faire sans douleur, danger et sans endormir.

S'il s'agit d'hypertrophie, nous ne sommes pas partisans de la cautérisation, car toutes les pointes de feu faites dans ces régions ont pour effet de transformer en un tissu de cicatrices, absolument inutile, la membrane chargée de fournir à l'air qui passe la chaleur et l'humidité nécessaires. Par suite de massages et de douchages de l'intérieur du nez, l'affection ne doit pas tarder à disparaître avant peu de temps. Il ne reste plus à recommander que quelques badigeonnages à la glycérine, quelques massages et quelques douches bien faites pour ramener la gorge à son état normal.

Si la gorge sèche est due au nez trop libre, le traitement change peu. En général, le nez trop libre revient à son état normal sous l'influence de massages, de l'action de la percussion du jet d'eau qui, par notre système, frappe perpendiculairement la muqueuse et surtout d'une grande propreté. Par les douches, on peut redonner une vigueur à la muqueuse, qui reprend souvent son développement naturel, si toutefois elle n'est pas entièrement détruite lorsqu'on commence le traitement. Dans ce cas, le malade devra se bourrer le nez de *mucilages* épais donnant à l'air qui gagne la gorge par le nez le plus d'humidité possible.

Quant à la sécheresse de la gorge par suite de diabète, d'angine ou de maladies d'estomac, c'est au médecin à en rechercher les causes et à guérir le mal en diminuant les symptômes de la maladie.

Pour nous résumer, la gorge sèche est une affection guérissable, mais non par un traitement spécial : il suffit, en effet, d'assurer le bon fonctionnement des fosses nasales et d'empêcher que les mucosités ne séjournent à la surface de la muqueuse et ne provoquent par leur présence non seulement l'irritation que produit toute sécrétion qui s'immobilise sur une muqueuse non destinée à la recevoir, mais qui jouent le rôle de corps étrangers dans la gorge en produisant une sensation de gêne, d'énervement, des raclements, plus pénibles que la sécheresse même. — *N. B.* Les Docteurs visitent votre région depuis longtemps; leur écrire à Paris pour savoir la date à laquelle ils seront de passage.

GRANULATIONS DE LA GORGE.

(*Pharyngite granuleuse.*)

Le nombre des personnes atteintes de granulations de la gorge est assez considérable et beaucoup n'en « souffrent pas. » Les maladies de la gorge dans lesquelles on considère les granulations comme étant la cause de ces maladies se rencontrent surtout dans la clientèle fréquentant les villes d'eaux comme Cauterets, le Mont-Dore, etc.

On donne le nom de granulations à de petites saillies ovalaires, disséminées sur les parois de la gorge derrière la luette; le plus souvent elles s'étalent sur les parties latérales du fond de la gorge, derrière les piliers postérieurs, et constituent alors ce qu'on appelle la pharyngite latérale. En réalité, elles dépendent de l'amygdale de l'arrière-nez dont elles constituent pour ainsi dire le prolongement.

Les granulations sont, chez l'enfant, proportionnellement plus volumineuses que chez l'adulte; elles peuvent même conserver un volume notable chez certains sujets en dehors de tout état maladif, mais, en général, elles sont dues au séjour des mucosités sur les parties de la gorge qui contiennent le plus de tissu adénoïde; c'est ainsi que le côté sur lequel le malade se couche est plus chargé de granulations, et c'est sur les parties latérales de la gorge où les mucosités sont le plus amassées que les granulations abondent souvent. D'ailleurs, les mucosités ont une tendance à se maintenir dans les coins et dans les angles de la gorge; cela nous explique pourquoi les granulations sont plus développées dans ces régions. Quoi qu'il en soit, c'est à tort que le malade accuse les granulations d'être la cause du mal dont il souffre : il est vrai que beaucoup de médecins sont de l'avis de ces malades et n'hésitent pas à attribuer aux granulations la gêne dans la gorge ou dans ses environs.

Cependant, par un examen sérieux, il est facile de voir que la cause de ces granulations est le plus souvent due à un séjour des mucosités, de même que les amygdales sont irritées, gonflées par la stagnation dans leurs cryptes, dans leurs cavités, de tous les débris de leur surface épithéliale.

La maladie de gorge engendrée par des granulations (sensation de gêne, de corps étrangers, démangeaison de la gorge, picotements, raclements répétés et énervants, toux sèche et parfois même nasale) est due la plupart du temps à une affection nasale souvent méconnue par le malade ou qui même a été guérie. Très souvent aussi elle est due non seulement à la présence des mucosités, mais encore aux efforts provoqués par le malade qui détache ces mucosités par des raclements répétés et agaçants. D'autres fois, les granulations sont consécutives à une bronchite qui a fatigué la gorge, l'a irritée et congestionnée par la toux, congestion qui a été entretenue par l'influence de la fatigue, du surmenage de la gorge, de la dyspepsie, du nervosisme, de la fumée, du manque d'exercices, des poussières, des changements brusques de température, du séjour dans les pays où il existe des rivières ou sur le bord de la mer [1].

1. Nous avons abandonné nos consultations dans la plupart des villes qui ne sont pas situées au bord de la mer ou qui ne possèdent pas de

Il arrive aussi qu'à la suite d'un rhume ou d'une bronchite la toux a tellement fatigué la gorge que celle-ci continue à être malade après la guérison de l'affection, le raclement appelant le raclement comme la toux appelle la toux. Quelquefois, le fond de la langue, vue au miroir, est rouge, congestionné; il a l'aspect d'un gros bouton (ne pas confondre avec les papilles) : c'est l'amygdale de la base de la langue qui s'est hypertrophiée, le plus souvent en raison des nombreuses mucosités qui séjournent dans cette région. Cette amygdale joue alors le rôle de corps étranger, d'où raclements, gêne de gorge, attribués à tort aux granulations.

Traitement. — Le traitement de l'affection d'une gorge, pourvue ou non de granulations, doit être surtout dirigé contre l'irritation de la gorge.

Nous savons que par la disposition de l'arrière-nez les mucosités ont une très grande tendance à séjourner dans cette région, et qu'elles l'irritent par leur passage comme elles irritent la lèvre supérieure lors d'un rhume de cerveau. Il faut donc empêcher le séjour des mucosités dans les culs-de-sac de l'arrière-nez et se rappeler aussi que ces mucosités échappent au courant d'air même très puissant de l'expiration ou de l'inspiration, et à tous les efforts de raclements. En conséquence, il importe non seulement d'enlever ces mucosités, mais de les déloger, sans pour cela provoquer la contraction qui fatigue plus le malade et ne compense pas le bien apporté par l'enlèvement des mucosités. A ce propos, qu'on me permette une petite digression. Lors du Congrès de Rome, nous avions engagé une conversation avec Braun, de Trieste, et il nous racontait les phases par lesquelles il avait passé avant d'instituer le massage du nez et de la gorge. « J'étais, disait-il, employé dans les services à masser les articulations, les bras et les jambes malades, et je me disais : si dans le fond de ce nez ou de cette gorge je pouvais porter mon doigt et faire ce que je fais sur la peau, sur les articulations, nul doute que j'obtiendrais le meilleur résultat. » Eh bien, nous raisonnons de même, et il est possible, grâce aux instruments et aux procédés dont nous sommes les inventeurs, de faire dans toutes les parties de la gorge non seulement le massage, mais encore d'y diriger une douche produisant le même effet qu'une douche en arrosoir sur un membre malade, douche d'une force d'au moins 2 mètres de pression. Comme Braun, nous nous disions depuis longtemps : il n'y a pas deux thérapeutiques; si une douche fait du bien dans une

rivières, en raison du peu de fréquence dans ces villes des maladies dont nous avons fait notre spécialité.

région, elle doit en faire dans une autre; si le séjour de mucosités, de débris en putréfaction irrite dans certaines parties du corps comme dans les régions intimes, il doit en être de même pour les autres régions qui n'ont pas été faites pour les recevoir.

Nous avons eu la démonstration éclatante de cette hypothèse par la découverte des causes des amygdalites et leur guérison : il suffit d'empêcher le séjour de ces débris dans les creux des amygdales pour guérir des amygdalites datant de plusieurs années et ayant résisté à tous les traitements, y compris, bien entendu, le séjour dans les villes d'eaux.

Le traitement ne devra donc être nullement dirigé contre les granulations elles-mêmes, mais bien contre tous les symptômes que ressent le malade. On devra lui enlever cette sensation de corps étranger, calmer son irritation, son nervosisme, faciliter ses digestions, assurer une bonne hygiène, une bonne circulation, recommander d'avoir chaud aux pieds et, en somme, combattre les symptômes de la maladie et, par là même, combattre la maladie. D'ailleurs, grâce à de légères cautérisations, on peut faire que le tissu granuleux revienne rapidement à un état à peu près normal.

Tant qu'on a considéré la pharyngite granuleuse comme due à l'herpétisme, à l'arthritisme, on n'y a apporté que des remèdes anodins et constamment renouvelés, comme les eaux minérales, les gargarismes, les pointes de feu, les badigeonnages, les frictions, les gargarismes même par l'enlèvement des granulations; mais les malades restent toujours les mêmes, paraissant guéris, esclaves du moindre excès, de la moindre fumée, du froid, causes amenant un nouveau catarrhe et de nouvelles granulations. Ce sont ces malades qui constituent et constitueront pendant long-temps encore la fortune des stations thermales, et aussi de certains médecins qui s'amusent à cautériser très légèrement la partie envahie par les granulations sans traiter la cause même de l'affection. (Les Docteurs reviennent souvent dans votre région; leur écrire pour savoir la date de leur passage.)

CONDUITE A TENIR AU DÉBUT DU MAL DE GORGE.

Le mal de gorge comprend l'inflammation de l'arrière-cavité de la bouche, c'est-à-dire du pharynx et des amygdales.

Le mal débute par un malaise général, puis par la sécheresse de la gorge et de la bouche.

Le pharynx devient rouge, les amygdales se gonflent, et alors advient la difficulté d'avaler qui se traduit par une sensation de gêne particulière.

Il importe de soigner ces premiers symptômes, car, si l'on n'y prend garde, ils constituent le prélude d'une angine qui va se développer.

Le malade prendra plusieurs fois par jour des bains de bouche avec le gargarisme suivant :

    Eau......................... 500 grammes.
    Salyphène.................... 20 gouttes.

En attendant, il se gargarisera avec un mélange d'eau phéniquée et de guimauve.

Il prendra en même temps 2 à 3 grammes de salol par jour en trois paquets dans le même verre, malgré la difficulté pour le médicament de se mêler à l'eau ; c'est un des meilleurs médicaments contre les complications de l'angine.

Le malade fera aussi des injections fréquentes dans l'arrière-nez, d'après notre procédé.

Il portera l'inhalateur et respirera par la voie nasale de 10 à 20 gouttes de médicament créosoté.

Les gargarismes à la solution salyphénée ou phéniquée seront tièdes chaque fois ; on les gardera quelque temps dans la bouche, de façon à ce qu'ils imprègnent bien le pharynx ; ce ne sera plus un gargarisme, ce sera un bain de bouche.

On prendra en même temps le plus grand soin de la toilette des dents.

Toutes les parties rouges de la gorge seront touchées avec le mélange suivant :

Chlorure de zinc, 1 gramme ; glycérine, 10 grammes ; acide chlorhydrique, 1 à 2 gouttes ; eau, 10 grammes ; soit avec solution de nitrate d'argent, 1/30.

Le plus souvent, le mal de gorge, quand il est simple, sera enrayé par ces soins précoces.

Souvent, ce n'est plus un mal local mais une angine. Alors s'ajoutent à l'état local les troubles consistant en maux de tête, de la fièvre, inaptitude extrême à une occupation, anéantissement pendant quelques jours ; c'est là l'angine caractérisée. On donnera au malade un vomitif à l'ipéca, en paquets de 1 gramme 1/2 ; pour l'adulte, à prendre en trois doses à cinq minutes d'intervalle ; on surveillera le tube digestif en donnant des lavements antiseptiques. Contre les maux de tête on prendra de l'antipyrine à la dose de 1 à 2 grammes, à laquelle on associera le salol, 3 à 4 grammes, à prendre dans la journée, et pour combattre la faiblesse générale, l'extrait mou de quinquina gris à la dose de 4 grammes par jour dans 100 grammes d'eau et 50 grammes de rhum.

Le traitement local se composera du même bain de bouche indiqué plus haut.

L'injecteur rétro-nasal sera tout indiqué, parce que souvent la région de l'arrière-nez est la plus malade. Dans tous les cas, c'est elle qui menace les oreilles, soit au point de vue de la surdité, soit au point de vue des abcès.

La plupart des maux de gorge tiennent au séjour du produit de la desquamation. Dans le creux de l'amygdale, il sera nécessaire de comprimer l'amygdale avec un tampon de coton enroulé autour d'une tige et trempé dans le liquide sus-indiqué, de manière à faire sourdre la matière qui se trouve dans les trous et à la remplacer par la substance médicamenteuse ; mais dès que la guérison de l'angine sera accomplie, il appartiendra au spécialiste, par une modification de toute l'amygdale, d'empêcher la récidive.

Pour l'angine diphtérique (croup), caractérisée par des points blancs uniformes et bien limités, notre appareil rétro-nasal aura cet avantage de limiter l'étendue du croup et de permettre d'attendre l'arrivée du médecin et l'injection du sérum.

En terminant, nous dirons un mot du mal de gorge, qui est en générale d'origine nasale, surtout lorsque le nez est gêné. L'air arrive directement sur le pharynx sans être chauffé ni humidifié par le nez, comme cela se produit à l'état normal ; il irrite la gorge et occasionne des pharyngites tenaces, rebelles, contre lesquelles le médecin est le plus souvent impuissant pour n'avoir pas connu l'affection première, l'affection nasale. Aujourd'hui que toutes les affections de gorge sont bien étudiées, elles sont en général toutes guérissables, et cela sans ces déplacements coûteux qui obligent les malades à courir les villes d'eau.

La découverte du sérum contre le croup, l'action des sécrétions entassées dans les cryptes des amygdales sur la génération des amygdalites, l'influence du mauvais état des fosses nasales sur les maladies de la gorge et d'une façon générale celle de l'effet du séjour des mucosités et des produits de desquamation dans les culs-de-sac sur la production des maladies, toutes ces découvertes ont porté un coup mortel aux anciens traitements préconisés encore par beaucoup de spécialistes, qui n'ont jamais mis les pieds à l'étranger pour apprendre tout ce qu'il y a de nouveau dans leur spécialité. — *P.-S.* Écrire aux Docteurs à Paris pour connaître la date de leur passage.

DE LA DOUCHE DE LA GORGE.

On connaît notre théorie et notre traitement des maladies de la gorge : ne laisser dans aucun coin ou recoin de cette cavité aucun débris ou malpropreté, doucher ces coins et recoins, c'est-à-dire agir sur chaque partie malade comme s'il s'agissait d'un bras ou d'une articulation enflammés; ajouter enfin à l'effet de la douche et de la propreté celui du massage; c'est ainsi que les médicaments peuvent agir avec efficacité. Nous procédons en prouvant d'abord que les autres méthodes sont incomplètes, en ce sens : 1° qu'elles ne permettent pas de doucher les culs-de-sac de la partie supérieure de l'arrière-gorge; 2° la partie postérieure de la partie antérieure de l'amygdale; 3° la langue souvent très congestionnée; 4° enfin, qu'elles ne permettent pas de doucher le larynx.

Notre nouveau procédé nous permet d'agir sur le larynx avec plus de sûreté qu'on ne le fait sur la gorge dans les salles de pulvérisation dans les villes d'eaux. Nous dirigeons un jet pulvérisateur non seulement sur toutes les parties du larynx, mais encore sur toutes les régions qui ne sont pas touchées par les procédés actuellement employés.

Nous faisons depuis longtemps des irrigations de toute la gorge au moyen de notre abaisse-langue, portant tout simplement un anneau au travers duquel on enfonce notre masseur hydrothérapique de manière à guider jusqu'à la base de cette amygdale l'extrémité d'un appareil porteur d'un grand nombre de trous qui douche tous les coins, renouvelle le sang de toute cette région et surtout assure une propreté aussi complète que possible.

Enfin, grâce à notre système, on peut mettre en contact prolongé tous les antiseptiques et liquides très chauds avec le fond de la gorge sans pour cela provoquer la fatigue qui se produit toujours dans le cas du gargarisme prolongé. C'est le seul moyen d'enlever les résidus des mucosités qui adhèrent à la surface des muqueuses et s'opposent à l'action curative des substances employées. C'est le seul moyen encore de limiter les régions envahies par le croup, et enfin, c'est le seul moyen pratique à employer pour les enfants qui ne veulent pas et ne peuvent pas se gargariser.

Grâce à notre appareil et à notre pulvérisateur à surface réfléchissante, il nous est possible de diriger sur le larynx, sur ses muscles et ses muqueuses, non seulement le jet de substances médicamenteuses, mais encore de véritables petites douches qui tonifient beaucoup ces régions et rendent les plus grands services aux personnes qui ont la voix fatiguée ou surmenée, ou à celles qui sont sujettes aux laryngites.

DE L'INHALATION NASALE.

NOUVEAU TRAITEMENT POUR LES MALADIES DU NEZ, DE LA GORGE ET DU POUMON.

L'idéal de la thérapeutique est de soigner localement les maladies, c'est-à-dire d'éviter l'ingestion des médicaments destinés à un autre organe que l'estomac.

C'est pour atteindre ce but que les praticiens ont de tout temps essayé de traiter les affections des voies respiratoires par l'air inspiré chargé de substances médicamenteuses. Ils ont recommandé les pulvérisations, inhalations de toutes sortes de substances médicinales ou d'eaux minérales. Ils ont préconisé beaucoup d'inspirateurs intra ou extra-buccaux, de cigarettes de goudron, de camphre, etc., sans considérer que la voie *nasale est la voie normale pour l'air que nous respirons, qui va à la gorge, au larynx et aux poumons*, sans s'apercevoir que si un respirateur buccal pouvait être porté constamment, il n'est réellement utile qu'à de rares intervalles, aux moments où le malade respire par la bouche, mode de respiration très dangereux pour les organes auxquels on destine le médicament, car si l'air est chargé du médicament, *il arrive froid et sec aux poumons, au lieu d'y arriver chaud et humide*, comme lorsqu'il a traversé le nez.

Les respirateurs par le nez sont donc les plus logiques et les plus pratiques pour l'inhalation prolongée et sans interruption des substances volatiles. *Ils jouent le même rôle qu'une éponge chargée de médicaments que le malade respirerait continuellement en la gardant sous le nez comme pour aspirer une odeur.* On peut respirer avec ces appareils, sans inconvénient et pendant *la durée voulue, pendant ses occupations et même pendant le sommeil*, beaucoup de médicaments, comme des médicaments créosotés, l'acide phénique, le gaïacol, l'eucalyptol, le menthol, à l'état pur ou à l'état de solution plus ou moins concentrées.

L'importance des inspirateurs est surtout grande en temps *d'épidémie*, principalement pour les personnes qui soignent les malades atteints de phtisie, de croup, de variole, de scarlatine, de fluxion de poitrine ou de toute autre maladie contagieuse. Il est utile aux personnes qui vivent dans des milieux à air vicié par des poussières : ateliers, wagons, etc.

Il préserve des bronchites principalement les personnes qui ne peuvent s'exposer au froid, aux transitions de température sans s'enrhumer.

Personnellement, l'un de nous s'en est bien trouvé pour une laryngo-trachéo-bronchite datant de plus de vingt jours, et qui tous les matins le faisait tousser et cracher comme... un de nos malades ordinaires.

« Un rhume négligé est une phtisie commencée », puis l'impossibilité de faire son cours libre à l'École pratique de la Faculté de médecine de Paris le décida à rompre avec la tradition, qui fait mépriser au médecin l'usage du médicament et à essayer l'inhalateur nasal. En deux jours, il a employé 5 grammes de médicament créosoté, c'est-à-dire que la moitié de cette créosote avait été inspirée et portée au contact de la gorge et des poumons, l'autre moitié ayant été entraînée par l'expiration.

Tous les matins, il toussait pendant une demi-heure jusqu'à expectoration complète des mucosités accumulées dans les bronches pendant le sommeil.

Dès le premier jour, la sécrétion fut modifiée; le surlendemain, elle était presque tarie et la toux avait cessé; quelques jours après, la guérison était complète, sans avoir fatigué son estomac par l'ingestion de sirops, pilules, pastilles, potions *et tutti quanti.*

Un pareil résultat leva tous les scrupules que peut avoir un médecin à prescrire un appareil qui coûte seulement un peu plus cher qu'une potion : aussi l'avons-nous conseillé à nos malades, sans avoir reçu un seul reproche, à la condition, toutefois, qu'ils se soient bien conformés à toutes les recommandations.

Nous tenons à la disposition de tous la liste déjà considérable de malades guéris par ce système, et parmi eux se *trouvent des médecins* qui ne sortent pas sans avoir l'appareil dans le nez.

Mode d'emploi. — L'appareil, en aluminium, se compose de deux petits cylindres et se porte comme l'indique la figure. Avec un petit compte-gouttes, on met deux ou trois gouttes du liquide médicamenteux sur le papier brouillard contenu dans chaque coté de l'inhalateur.

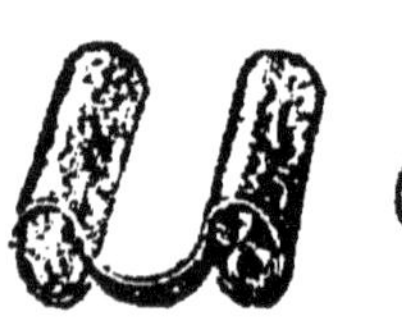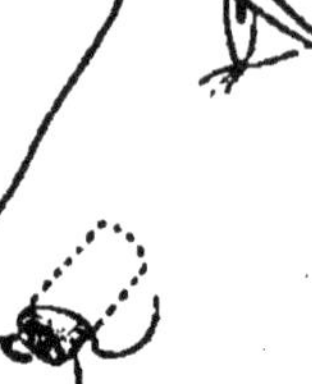

Il faut éviter de mouiller la partie externe de l'appareil : les liquides employés sont généralement caustiques pour la peau. Il faudra donc essuyer avec soin l'extérieur de l'inhalateur pour enlever toute trace de médicament. Éviter de trop saturer le papier brouillard, le liquide pouvant pénétrer dans le nez par une aspiration trop forte. Si par mégarde cela se produisait, il suffirait d'aspirer un peu d'eau fraîche. — Renouveler le papier chaque fois qu'on charge l'inhalateur.

L'appareil est surtout utile aux personnes susceptibles au froid.

C'est le *seul* moyen de s'en garantir, — et nous mettons n'importe quel médecin en demeure d'en indiquer un autre, — de permettre à de nombreux malades qui sont obligés de garder la chambre l'hiver de sortir sans s'enrhumer.

C'est un procédé qu'emploient avec succès dans les villes d'eau les personnes qui, sortant des salles d'aspiration, se refusent, par raison d'économie et surtout pour ne pas être ballottées dans un véhicule d'un autre âge, à prendre des chaises à porteurs. *En se couvrant bien, elles ne risquent absolument rien*, et si elles avaient peur, nous leur citerions l'exemple de bien des villes d'eau, de stations, où les malades, après être restés longtemps dans des salles à des températures de 30 à 35 degrés, sortaient des salles sans prendre aucun mal, grâce à leur inhalateur.

Pour enrayer les rhumes.

L'emploi de l'appareil, c'est-à-dire l'inhalation prolongée de substances spécifiques contre les rhumes, comme les « médicaments créosotés », est le seul procédé véritablement capable de juguler la maladie : rhume de cerveau ou de poitrine, laryngite commençante. Nos essais ont déjà porté sur un nombre de malades suffisants pour que *M. Aristide Bruant* nous ait honoré d'une chanson insérée dans des revues locales de villes d'eau.

Nombre de nos clients n'hésitent pas, d'ailleurs, à se promener avec l'appareil, qui avant peu sera rendu complètement invisible pour tous ceux que la peur du voisin empêche de se soigner.

Maladies où l'inhalation nasale est indiquée.

Le port de l'inhalateur nasal est, avec l'aide de médicaments bien choisis, le meilleur moyen de *lutter contre la toux*, surtout en faisant usage de deux appareils : l'un chargé de substance calmante, dont l'inspiration calmera l'irritation qui entretient la toux, toujours sous la dépendance du système nerveux; l'autre appareil chargé de substance à base de créosote, qui agira alors sur la maladie elle-même (laryngite, bronchite, rhume). Le malade respirera donc des substances calmantes au moment des quintes, et, au contraire, des substances abortives pour la maladie en dehors de ces instants.

Les malades qui mouchent et crachent beaucoup, les vieux tousseurs seront étonnés de l'influence de l'inhalation sur la quantité de ces sécrétions, et consécutivement sur les organes malades.

Mais c'est surtout les anémiques, les faibles, les convalescents, les dyspeptiques enrhumés qui seront enchantés de ce procédé, et surtout les tuberculeux à toutes les périodes, les phtisiques. Grâce à ce système, ils n'auront plus à charger leur estomac de créosote sous toutes ses formes (solution, pilule, vin, huile); en un mot, ils pourront soigner leurs poumons malades directement, comme ils soigneraient directement un œil ou un pied malade.

Mode d'emploi. — L'appareil se compose de deux petits cylindres creux et se porte comme l'indique la figure.

Pour introduire l'appareil, il suffit, après l'avoir préalablement graissé, d'écarter un peu les deux tubes et au besoin de les tordre un peu pour leur donner la direction de l'ouverture des fosses nasales, direction variable chez chaque personne. Il est plus simple d'avoir deux appareils.

Résumé du mode d'emploi. — 1° Bien verser deux gouttes de liquide de chaque côté à l'aide du compte-gouttes du côté de l'anneau sur le papier et non sur le métal; 2° s'assurer que le liquide a été absorbé par le papier; 3° renouveler le liquide environ toutes les demi-heures; 4° bien essuyer l'appareil avant de l'introduire dans le nez et chaque fois qu'on le remet; 5° le graisser légèrement; 6° renouveler tous les deux ou trois jours le papier buvard ou chaque fois qu'il est besoin, qu'il a été mouillé par les mucosités. Pour cela, découpez de petits rectangles de papier de la largeur de l'appareil et d'une longueur égale à son contour, roulez-les comme une cigarette autour d'une broche à tricoter (deux petits cylindres roulés l'un à côté de l'autre remplissent très bien le but). Si le liquide a été mal placé et que le nez soit un peu brûlé, suspendre l'inhalation, se laver. Maintenir de la vaseline sur la brûlure. On peut aussi continuer à inhaler en maintenant l'appareil dans les doigts. Changer le papier si on change de médicament. — On peut porter l'appareil toute la nuit et toute la journée ou le plus possible, en tout cas trois à quatre heures par jour ou de la nuit en une ou plusieurs séances.

DE LA TOUX.

Parmi les différentes affections de la gorge, il en est une qu'on nomme catarrhe par suite de la toux qu'elle provoque et qui joue un grand rôle dans les maladies des premières voies respiratoires. Le malade, dans ce cas, mouche et crache beaucoup. Le matin, il est souvent pris d'accès de toux provoquant des efforts de vomissements; mais ces efforts sont des raclements faits par le malade en vue de se débarrasser des mucosités jouant le rôle de corps étrangers qu'il a dans la gorge. Nous avons guéri de la toux des malades qu'on soignait par les moyens usités contre les bronchites sans en excepter les vésicatoires et les pointes de feu.

La toux était due uniquement au catarrhe de la gorge et aux mucosités qu'il est facile de voir dans l'arrière-nez le matin dès que le malade commence à racler ou à moucher. On doit comprendre dans quelle mauvaise situation se trouvent les poumons continuellement exposés à cette toux, c'est-à-dire à des efforts pour lesquels ils n'étaient pas faits. La toux (comme c'est fréquemment le cas) peut être occasionnée aussi par une affection du poumon. Alors le malade tousse pour deux causes : 1° la sécrétion de l'arrière-nez tombe dans la gorge; le malade tousse pour expectorer les crachats venant du poumon.

La toux due à l'irritation de la gorge est facile à guérir. Le traitement à appliquer avant tout est de diminuer, d'arrêter ensuite la sécrétion de l'arrière-nez. La *toux* peut être modifiée, quelle que *soit son origine*, en forçant le malade à *pincer* les lèvres pour inspirer l'air par le nez et à ouvrir au contraire la bouche pour expirer. De cette façon, l'air qui vient au poumon est chaud et humidifié. Notre traitement de la toux a pour but de calmer les *quintes* sans fatiguer l'estomac, sans être obligé d'avaler pilules, sirops, tisanes et *tutti quanti*, et sans énerver la peau par l'emploi de révulsifs de toute sorte : huile de croton, teinture d'iode, etc., sans compromettre l'état des reins, de la vessie, comme le font les vésicatoires. Si le médecin est habitué aux injections intra-laryngiennes, il fera lui-même le traitement, sinon le malade se pulvérisera dans la gorge et dans le nez des médicaments calmants. Mais il ne faut pas oublier que l'air que nous respirons par les voies nasales est seul capable de porter aux poumons les médicaments aptes à guérir toutes les ramifications des bronches. C'est donc en plaçant le malade dans des salles où seront pulvérisés des médicaments. Dans l'impossibilité matérielle d'habiter dans ces salles, on se servira de l'inhalateur nasal. (Voir page 173.) Les médicaments prescrits sont l'*eucalyptol*, ou l'*acide phénique*, ou encore le *menthol*, et mieux encore des médicaments créosotés. Pour bien calmer l'irritation de la gorge, le malade devra se servir de deux appareils : l'un, chargé de mentalcool, sera utile pour faire disparaître l'irritation; mais aussitôt que l'envie de tousser sera calmée, il substituera à son inhalateur chargé de mentalcool un inhalateur chargé de médicaments créosotés. L'un guérit la cause de la maladie du poumon, l'autre calme la toux de gorge. Le mentalcool s'emploie à la dose de 4 gouttes que l'on renouvelle chaque fois que la surface du papier paraît pouvoir en contenir 2 gouttes nouvelles.

Il ne faut pas désespérer de voir cette méthode, que nous préconisons, être acceptée de tout le monde.

Nous tenons à la disposition des malades la liste des personnes qui se sont guéries entièrement par notre procédé.

Pour nous résumer, quelle que soit la durée de la toux, qu'elle vienne des poumons ou de la gorge, nous évitons à nos malades l'absorption des médicaments par voie stomacale. *L'inhalation des médicaments par la voie nasale est la médication idéale des affections de la gorge et des poumons.*

L'ENROUEMENT.

L'enrouement résulte d'un trouble, soit des cordes vocales, soit des régions qui entourent le larynx, mais il survient plus souvent à la suite d'une affection extérieure au larynx que sous l'influence d'une maladie propre à cet organe.

Diverses causes provoquent l'enrouement; mais, dans tous les cas, il est toujours le symptôme d'une affection plus ou moins grave, et le malade a tort de ne pas s'en rendre compte. Qu'un malade prenne froid, immédiatement le rhume de cerveau survient, descend à la poitrine, en passant par la gorge et le larynx; la voix est alors plus ou moins éteinte. Que le malade prenne une angine, toutes les parties qui contribuent à l'émission du son vocal sont gênées dans leur fonctionnement et la voix est altérée pour longtemps.

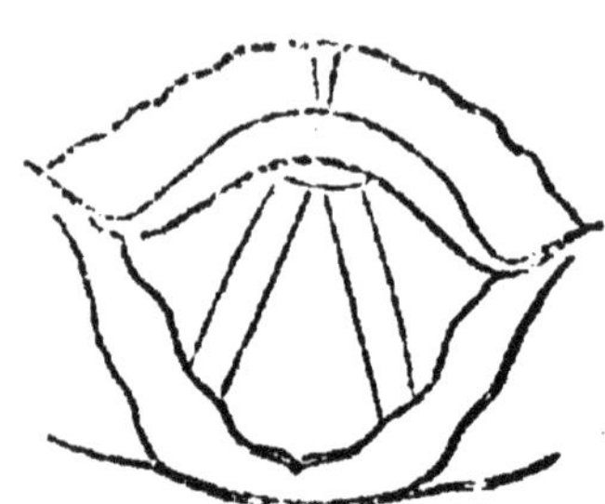

Larynx vu au laryngoscope. Les bandes représentées au milieu de la figure sont les cordes vocales.

Chacun connaît l'enrouement spécial aux personnes qui parlent ordinairement au grand air : les dames de la Halle, par exemple, qui sont exposées continuellement aux courants d'air, les mains dans l'eau, et qui sont encore obligées de parler très haut, sont toujours enrouées, etc.

Beaucoup de prêtres sont exposés aux laryngites pour une cause de même genre : ils prêchent, chantent, conversent dans des églises souvent très froides. Le nombre considérable de prêtres qui fréquentent les villes d'eaux pour les maladies de la gorge nous fait bien voir l'influence du surmenage de la voix quand on parle dans des endroits mal chauffés.

Chacun connaît aussi l'enrouement des chanteurs et des orateurs, enrouement qui n'est autre chose qu'une fatigue des muscles du larynx; ces muscles se refusent à fonctionner, comme ceux du marcheur se refusent à le porter à la suite d'exercices exagérés.

Certaines maladies se localisent quelquefois au larynx, comme le cancer ou la syphilis : cette dernière maladie agit comme les méchantes gens, elle attaque les parties faibles. Le plus souvent, enfin, l'enrouement tient au mauvais état des fosses nasales, soit que le malade ait de la gêne nasale et dorme fréquemment la bouche ouverte, soit qu'au contraire, par suite de destruction ou de diminution de la surface utile des fosses nasales, la gorge soit continuellement exposée à une très grande sécheresse.

Il peut arriver encore que l'enrouement soit dû à la présence d'anévrismes ou de gros ganglions tuberculeux ou syphilitiques qui, par compression, amènent la paralysie d'un côté du larynx, quelquefois même des deux côtés, paralysie qui constitue un très grand danger au point de vue de l'asphyxie.

Souvent aussi, sous l'influence d'une bronchite, de rhumes répétés, les cordes vocales étant fatiguées par la toux, la voix devient enrouée, surtout lorsqu'il y a début de tuberculose ou de phtisie. Sous l'influence de la fatigue de la toux, et surtout de l'anémie commençante, les muscles du larynx avoisinant la partie malade, muscles surmenés, arrivent à mal fonctionner et à s'atrophier.

Plus rarement, la présence de mucosités gêne l'émission des sons ; d'autres fois encore, tel malade qui croit n'avoir qu'une simple laryngite, laryngite qu'il a soignée sans succès il y a un an ou deux, est très étonné d'apprendre que depuis ce temps il est survenu un polype, jouant sur les cordes vocales le rôle d'un corps étranger sur les cordes d'un violon, corps qui non seulement trouble la voix, mais peut encore amener des symptômes d'asphyxie. Nous soignons actuellement un malade qui est dans ce cas.

Enfin, il existe des enrouements particuliers, absolument sous la dépendance du système nerveux. On rencontre alors toutes les sortes de troubles vocaux, depuis la simple difficulté d'émettre la voix sans efforts considérables, jusqu'à l'aphonie complète en passant par la voix eunucoïde ; c'est que la voix a de très grands rapports avec les organes génitaux, et que tous les troubles de ces derniers organes, troubles souvent mal connus en raison des mystères inutiles dont on entoure cette partie de notre corps, retentissent sur la voix. Chacun connaît la voix des eunuques, la mue des garçons au moment de la puberté, et nul n'ignore combien les troubles menstruels affectent la voix des chanteuses.

Certaines affections ne peuvent être guéries que par la suggestion ; nous avons déjà guéri un bon nombre de malades dans ces conditions.

En résumé, l'enrouement est dû à une multitude de causes. Il

existe un enrouement des alcooliques, enrouement dû à un excès
de boissons : c'est la laryngite, appelée du terme populaire *a cra-
pula* ou crapuleuse.

Traitement. — Le malade atteint d'enrouement doit couvrir les
sept à huit centimètres de la partie antérieure du cou qui corres-
pond au larynx et qui est exposée au froid ; il lui faudra protéger
cette région par une cravate spéciale. Autrefois, la mode qui pré-
conisait une cravate montante, placée de manière à ce que le
larynx soit vêtu, avait parfaitement compris le rôle de la cravate,
tandis que par la manière dont nous l'appliquons, elle ne couvre
que la partie postérieure et latérale du cou, partie qui n'a pas
besoin d'être protégée, et laisse exposée au froid la seule région
qui aurait besoin d'être couverte, ce qui est contre toutes les
règles du bon sens.

Le malade aura bien soin de n'avoir jamais froid aux pieds, de
respirer par le nez, d'éviter les poussières et la fumée. S'il s'agit
de tuberculose, il faut se rappeler que le traitement d'une maladie
située dans cette région est le même que celui d'une affection de
toute autre région. On curettera le larynx de manière à enlever les
parties malades, on débarrassera la gorge de toutes les mucosités
qui provoquent des raclements, des picotements, des démangeaisons de la gorge, des reniflements, on s'assurera du bon état des
fosses nasales, on veillera à ce que le malade ne mouche pas
trop, qu'il n'ait pas de gêne nasale, que sa gorge ne soit pas sèche,
et enfin on modifiera tous les symptômes qui se rencontreront. On
se rappellera surtout que la voie normale de l'air qui va aux poumons et au larynx est la voie nasale, et que, par conséquent, c'est
par cette voie qu'on devra faire respirer les médicaments. C'est ici
que l'inhalation continue à l'aide d'appareils spéciaux nous donne
de si bons résultats, même dans les maladies du poumon. Par-
dessus tout, le malade aura soin de faire sur le larynx des douches d'eau chaude, douches qui auront pour but d'agir sur les
régions malades avec la même efficacité qu'agissent sur les autres
régions du corps les grandes douches auxquelles se soumettent
tous les malades qui fréquentent les villes d'eaux.

En résumé, le traitement du larynx est beaucoup plus entre les
mains du malade qu'entre les mains du médecin. L'idéal de la médecine de l'avenir, c'est en effet de permettre à chacun d'être son
propre médecin : à mesure que les règles d'hygiène sont mieux
observées, à mesure que la médecine se soumet à leur application
normale, qu'elle se débarrasse des mystères dans lesquels elle se
complaisait, au grand plaisir d'ailleurs des malades qui courent
toujours après le surnaturel, à mesure que les progrès se font,
progrès qui ne sont véritables qu'autant que le malade peut se

soigner seul, à mesure, dis-je, que toutes ces conditions seront
plus complétement remplies, les maladies du larynx seront mieux
soignées. C'est ce qui nous explique pourquoi, depuis huit ans
que nous sommes appelé à donner nos soins à des malades qui
viennent nous consulter dans les villes d'eaux comme le Mont-
Dore (en août), malades que nous ne revoyons plus ensuite, nous
nous sommes efforcé, non seulement de les bien soigner pendant
la saison, mais surtout de leur apprendre à se bien soigner eux-
mêmes, et les succès ont dépassé nos espérances.

Les malades qui nous consultent nous font toujours plaisir s'ils
se font accompagner de leur médecin ordinaire. Cela vaudra mieux
pour eux que de se confier à des exploiteurs anonymes qui se
cachent derrière de pseudo-instituts médicaux et font croire au
malade que les maladies se traitent par correspondance sans examiner le malade.

Syphilis de la gorge et du larynx.

C'est à la gorge que la syphilis, dont l'inoculation a souvent
passé inaperçue, fait sa première apparition.

Les amygdales sont tuméfiées; elles présentent des plaques muqueuses qui nécessitent, outre le traitement spécial, une cautérisation énergique. Ces plaques muqueuses se développent aussi
derrière le voile du palais, sont souvent méconnues et par suite
très dangereuses, parce qu'elles sont très contagieuses et très rebelles. Les plaques muqueuses peuvent aussi se développer autour
de la langue et en général dans toutes les parties qui se salissent
aisément, sur les lèvres, où elles deviennent l'origine d'une contagion facile, non seulement par suite du baiser, mais encore par
l'emploi d'instruments (verres, cuillères, bien essuyés mais mal
lavés) ayant servi à un syphilitique.

Les accidents du larynx existent rarement à la période des plaques muqueuses (période secondaire); mais en raison de l'étroitesse du larynx, on comprend combien la moindre gomme, la
moindre ulcération, le moindre bourgeonnement deviendront dangereux pour l'existence du malade ou pour sa voix. C'est un véritable désastre pour les professeurs, les orateurs et surtout les
chanteurs. (Voir *Enrouement*.)

Enfin, l'existence de « gomme » est d'autant plus à craindre que
tout en étant absolument indolore, la gomme peut produire, suivant la région, des désastres irréparables, des cicatrices du larynx
amenant rapidement le rétrécissement du larynx et rendant la
trachéotomie indispensable. Si la gomme se développe sur le
voile du palais, elle amène une perforation qui donne à la voix

un timbre tout particulier, car l'air passe à la fois par le nez et par la bouche.

Pour les malades dont la gorge est susceptible, dont le larynx est souvent enflammé ou les amygdales tuméfiées, la syphilis est plus dangereuse encore, car elle retentit de préférence sur les organes déjà malades. (Écrire au Docteur, à Paris, pour connaître la date de son passage.)

Pour la syphilis générale, lire l'article *Maladies intimes*, dans notre livre *la Santé pour tous*.

CHAPITRE IV.

Maladies des oreilles. — Surdité.

Le coucher de l'enfant pour éviter les maladies d'oreilles et de gorge.

En parcourant l'Algérie dans toutes ses régions, nous avons été étonnés de trouver très peu de maladies du nez, des oreilles et de la gorge chez les Arabes.

Nous avons remarqué aussi que les mammifères, à part les chiens de chasse, sont rarement atteints de ces affections.

Il existe certainement une cause à cette rareté chez les Arabes,

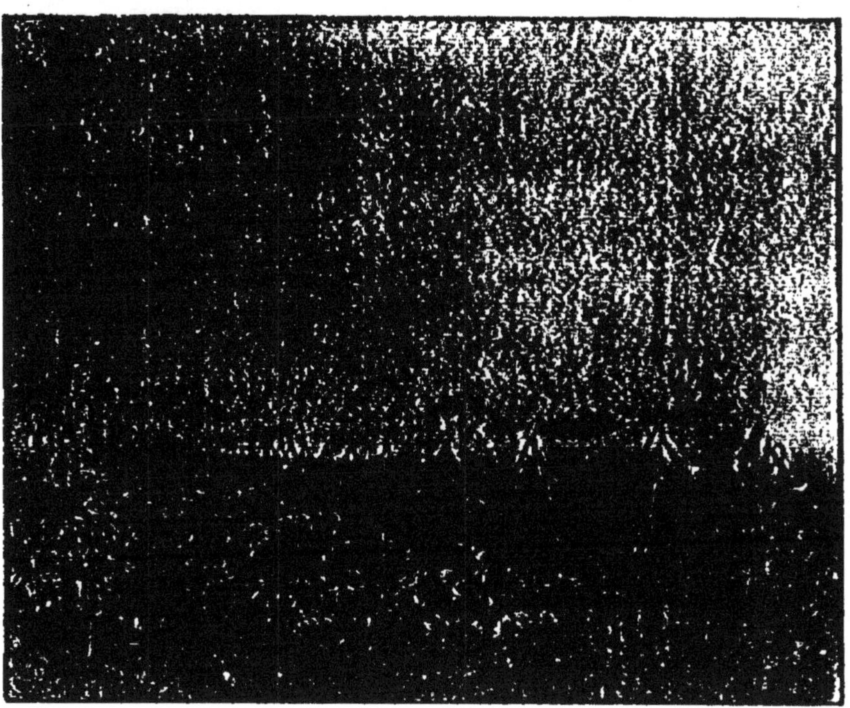

Le Rêve (Detaille). — Position de ceux qui couchent sur la dure.

les nègres, petits ou grands, et chez les mammifères, d'affections aussi fréquentes chez les Européens de tous les pays. Voici cette cause : l'Arabe fait coucher son petit enfant sur une natte avec une ou deux couvertures. Cela tient à ce que les habitants des pays chauds sont obligés de coucher ainsi pour lutter contre la chaleur et d'éviter le lit de plume et autres lits moelleux. Il en résulte que l'enfant comme l'adulte, couché sur la dure, se tiendront sur le côté et non sur le dos, la position de dos n'étant possible que dans le lit doux[1].

Examinons ce qui se passe alors. Si l'enfant est couché sur le

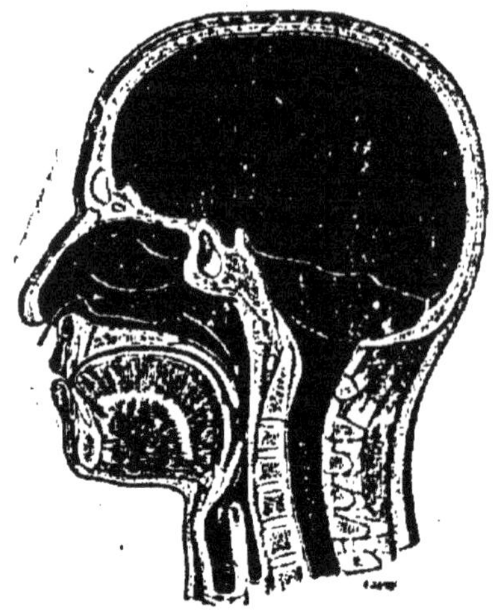

Coupe d'une tête debout. — Le voile du palais se trouve à une distance assez grande entre le voile du palais (luette) et le fond de la gorge. L'air peut passer facilement.

Coupe d'une tête couchée. — Le voile du palais se trouve tout près de l'arrière-gorge. L'air passera donc plus difficilement.

dos et si pendant la nuit son nez sécrète des mucosités, ces mucosités glisseront dans la gorge, tandis que s'il est couché sur le côté ces mucosités resteront dans le nez et sortiront presque sans efforts par le moucher. Or, de même qu'une personne atteinte d'un rhume de cerveau a la lèvre rouge, congestionnée, eczémateuse, fendillée par la présence des mucosités qui coulent de son nez, de même toutes ces mucosités, lorsqu'elles tombent dans l'arrière-gorge, irritent cette région, et les affections de l'oreille dont le conduit interne s'ouvre dans cette région se développent avec facilité; il en est de même pour cette même cause des affections de l'arrière-nez et de la gorge.

Pour éviter à vos enfants des maladies de la gorge, du nez et des oreilles, obligez-les donc à coucher sur le côté en les habituant à des lits durs.

La position que prend l'enfant lorsqu'il couche sur le dos n'est pas, du reste, mauvaise seulement pour les oreilles, le nez et la

1. La figure représente la position forcée que prennent pour dormir les soldats couchant sur le sol. La plus grande partie repose sur le ventre ou sur le côté.

gorge, elle est aussi peu favorable à la respiration. Chacun de nous a fait l'expérience suivante : pour empêcher une personne de ronfler, il suffit de la secouer légèrement. Le moindre changement de position dans la plupart des cas arrête le ronfleur parce que l'arrière-nez se trouvant obstrué en grande partie par le voile du palais que la pesanteur entraîne par suite du décubitus dorsal dans le fond de la gorge, le dormeur est obligé de respirer par la bouche et le ronflement se produit.

Les figures ci-contre, faites d'après nos indications par M. Devy, nous expliquent très bien comment le ronflement est provoqué et surtout comment on peut souvent éviter de dormir la bouche ouverte.

La figure 2 (tête debout) nous présente une distance assez grande entre le voile du palais (luette) et le fond de la gorge. La figure 3 (tête couchée) nous montre le voile du palais entraîné par la pesanteur et presque collé au fond de la gorge et laissant très peu d'espace à l'air de la respiration nasale. Au contraire, si le sujet se couche sur le côté, le voile du palais n'a théoriquement aucune tendance à aller plus en avant qu'en arrière et la respiration nasale reste la même que dans la position debout.

Il suffirait donc d'obtenir de la mère qu'elle consente à rendre peu à peu plus dure la couchette de l'enfant pour voir souvent ce dernier cesser de ronfler, de dormir la bouche ouverte, et, conséquemment, respirer mieux en même temps qu'il prendra un développement plus rapide.

Telle est donc notre conclusion : mères de famille, pas de tendresse inutile. Vos enfants dormiront aussi bien sur un lit dur, lorsqu'ils y seront habitués, que sur un lit moelleux. Vous leur conserverez une bonne santé et vous les garderez pour l'avenir du manque de sommeil que fait naître en voyage, au régiment et partout, la privation d'un « bon lit ».

Nécessité de vérifier l'audition des enfants.

On ne saurait s'imaginer la quantité de personnes dont l'ouïe est défectueuse et qui ne s'en doutent pas, surtout lorsqu'une seule oreille est sourde. De même que chacun doit vérifier l'odorat des deux côtés du nez, de même *chacun doit vérifier l'état de son audition en bouchant une oreille avec un doigt et en présentant une montre en face de l'autre. Toute oreille qui n'entend pas la montre à un mètre est manifestement défectueuse.* Il est d'autant plus important de bien surveiller son audition que la maladie, cause de la surdité, est guérissable dans les deux tiers des cas, si le traitement intervient à temps. Mais c'est surtout pour les enfants que l'examen de l'audition est important. Il est clair qu'il faut de suite éliminer le cas de l'enfant presque complétement sourd. Considérons une classe, une école quelconque, et tous les enfants des deux sexes qui y sont admis à la rentrée pour suivre en communauté les leçons du professeur.

Tout y est uniforme. On ne se préoccupe pas d'un élève en particulier; *s'il voit ou s'il entend plus ou moins bien;* c'est à chacun de faire son profit des leçons du maître données à l'ensemble des élèves. Or, il est toujours plus difficile, et souvent impossible, à l'enfant dont l'oreille est dure de suivre dans le cours des études ses compagnons bien entendants.

L'expérience de M. Golle est là pour le démontrer. Il a constaté que la moyenne de la distance à laquelle entendent les dix premiers élèves d'une classe était bien supérieure à celle des dix derniers. L'important est donc que l'instituteur actuellement sache qu'un mauvais élève peut n'être qu'un sourd, ou pour mieux dire un mal entendant.

PROPRETÉ DE L'OREILLE.

Cérumen.

Le cérumen est le produit de la sécrétion de la peau qui tapisse l'intérieur du conduit de l'oreille. C'est une matière jaune et grasse. Chez certaines personnes, par suite de la disposition du conduit de l'oreille, cette matière ne peut s'écouler au fur et à mesure de sa production. A un certain moment, le conduit de l'oreille se bouche et le malade devient sourd. L'enlèvement du cérumen se fait par des injections d'après le système du Dr Madeuf, qui est le meilleur, en ce sens que l'appareil que l'on emploie pénètre facilement dans le conduit de l'oreille, fait sortir le bouchon de cérumen et nettoie tous les coins et recoins de l'oreille. Cette guérison par la propreté de l'oreille représente un des grands succès des Instituts qui annoncent à grands fracas des guérisons de surdité que le plus simple des médecins peut obtenir par centaines.

CAUSES DE LA SURDITÉ.

La cause la plus banale de la surdité est le bouchon de cérumen. On sait que le cérumen est la sécrétion de la peau de l'intérieur du conduit de l'oreille; c'est une matière jaune, légèrement grasse. Quand le pavillon du conduit auriculaire est porté en avant, le conduit se trouve bouché et le malade a la plus grande difficulté soit pour laver son oreille à l'aide d'une injection, soit pour la nettoyer au cure-oreilles. A un moment donné, le cérumen s'accumule à un tel point que le conduit entier est bouché et que le malade se trouve atteint de surdité, surdité facile à guérir puisqu'il s'agit seulement d'un nettoyage entier de l'oreille, mais qui arrache des lettres de félicitations à bien des malades, surtout à ceux qui habitent la campagne, lettres qui sont adressées à tous ceux qui, *sans avoir vu* le malade, lui promettent la guérison radicale pour mieux l'exploiter. En proportion, cette sorte de surdité est rencontrée chez 15 % des malades Les autres causes de surdité sont les rhumes de cerveau répétés, les maux de gorge, les amygdalites et surtout les raclements de gorge. Toutes les personnes dont le nez se bouche plus ou moins facilement, pour un rien, ainsi que celles qui le matin ont derrière la luette la sensation de corps étrangers provoquant la toux, les renaclements, les reniflements, et qui ont une grande difficulté à retirer ces matières de la gorge, sont exposées plus que d'autres à devenir sourdes rapidement; ce sont donc les causes citées qui deviennent l'origine de la surdité. Non seulement cette gêne nasale et ces affections de gorge amènent la surdité, mais elles pro·oquent des écoulements d'oreilles, ce qui fait qu'on réforme par an 27 % des conscrits qui se présentent pour raison de surdité. Les écoulements constituent une maladie d'autant plus redoutable que ceux qui en sont atteints la considèrent absolument comme sans importance parce qu'ils ne souffrent pas. Il est facile de comprendre que tout écoulement formant de la pourriture dans l'oreille, les organes eux-mêmes se pourriront au contact de cette putréfaction. Que deviendrait-il d'un doigt plongé dans un gant garni de matières pourries et laissé ainsi un temps indéfini? Chacun le devine sans effort. Il en est de même pour la pourriture de l'oreille. On entretient cette pourriture de l'oreille par la façon dont on se mouche. Les soins que l'on donne à l'oreille ne sont pas non plus assez fréquents, on ne la lave pas ou on la lave mal; les injections d'oreilles sont faites en dépit du bon sens.

On ne tient aucun compte, en général, des nombreux culs-de-sac que renferme l'oreille, culs-de-sac qui sont toujours pleins de pus, et surtout on ne tient aucun compte de la communication qui existe entre le nez et l'oreille: en d'autres termes, l'abcès de l'oreille a deux portes d'écoulement et on n'en nettoie (très mal, d'ailleurs) qu'une. C'est là une partie du succès de notre méthode. Enfin, une autre cause de la surdité est une maladie, peu fréquente il est vrai, mais qui nous est commune avec les animaux, c'est la *sclérose*. C'est une des rares maladies contre lesquelles les médecins, voire même les spécialistes, sont impuissants. Quelques cas de surdité sont dus à la fièvre typhoïde ou à la syphilis. Si un malade atteint de surdité entend mieux un jour que l'autre, s'il *entend très bien, à l'aide d'un entonnoir* placé dans l'oreille, une personne qui parle dans cet entonnoir, la surdité de ce malade est améliorable. En général, la surdité que nous considérons comme aisément guérissable est celle dans laquelle la perception par le nerf auditif est conservée. Chaque fois que le malade entend mieux un diapason placé sur sa tête ou entre les dents que lorsque le diapason est en face de l'oreille, nous pouvons affirmer que la surdité est guérissable ou améliorable. Il suffit alors d'enrayer la cause, c'est-à-dire d'enlever quelquefois une partie du tympan ou alors les osselets qui sont enkylosés souvent par suite d'inflammation et qui gênent l'organe, plutôt qu'ils ne lui servent Nous profitons de la circonstance pour demander au malade de bien raisonner et de considérer que s'il suffisait pour guérir une maladie de consulter un livre quelconque et de ne jamais examiner cet organe, il n'y aurait pas besoin d'hôpitaux ni d'écoles de médecine.

Il faut mettre en garde les malades contre les charlatans nullement médecins prescrivant du papier derrière l'oreille, qui promettent la guérison immédiate par des remèdes toujours infaillibles, et qui non seulement ne les guérissent pas et lui font perdre un temps précieux, mais encore volent leur argent et ont le malheur de rendre ces malades sceptiques à l'égard de tout nouveau traitement comme à l'égard des médecins. Celui qui a été trompé une fois dans sa maladie se méfie à bon droit de ceux qui reparlent de guérir cette maladie, et il est disposé à juger ceux qui lui proposent un traitement nouveau d'après l'impression première que lui a laissée celui qui l'a trompé. Si ce dernier n'est qu'un anonyme quelconque, n'ayant pas même le diplôme de médecin, comme le directeur d'un Institut pseudo-médical, on comprend tout le tort que de pareils individus font à l'humanité, non seulement parce qu'ils exploitent le malade, mais encore le découragent et lui enlèvent toute confiance dans une guérison qui pourrait facilement être obtenue par un médecin compétent. Le pseudo-Institut Drouet amène les malades à croire à la possibilité d'une guérison sans examiner l'oreille en publiant des attestations de guérison de gens qui n'existent même pas. (En voir les preuves à la quatrième page de la couverture de ce livre.)

Conclusion : Pour guérir un malade de la surdité, il faut surtout l'examiner, et la meilleure garantie que l'on puisse donner à un malade c'est de lui offrir de donner sa consultation devant son médecin, quel qu'il soit. — *P.-S.* Les Docteurs visitent votre région régulièrement depuis longtemps ; leur écrire à Paris pour être prévenu de leur passage.

SURDITÉ CATARRHALE.

Conséquences du rhume de cerveau et des diverses affections inflammatoires du nez et de la gorge sur l'audition.

Toutes les personnes qui sont fréquemment enrhumées du cerveau, dont les voies nasales ne sont pas normales, ou qui ont de fréquents maux de gorge, sont appelées à devenir sourdes.

La surdité est le plus souvent la conséquence du rhume de cerveau fréquent, de la gêne nasale ou des maux de gorge peu ou pas traités. L'oreille communique avec la gorge par un conduit nommé trompe d'Eustache. (Chacun peut le constater : il suffit de fermer les deux narines en les pinçant et de souffler un coup sec, fort : les tympans font tlac dans une oreille saine.) Si la gorge se trouve irritée ou congestionnée, l'inflammation elle-même gagne le conduit interne de l'oreille. Dès lors la trompe se ferme et l'air ne s'y renouvelle plus. Le tympan s'enfonce et fait prendre des positions défectueuses à l'articulation des osselets de l'oreille. La cause même nous indique le remède et le traitement à apporter. Non seulement l'oreille peut devenir sourde par suite de l'obstruction de la trompe d'Eustache, mais aussi la muqueuse de l'oreille elle-même, c'est-à-dire la peau de l'intérieur de l'oreille, s'hypertrophie sous l'influence de plusieurs inflammations successives, son volume se modifie et conséculivement son bon fonctionnement. La surdité catarrhale à son début est caractérisée souvent par sa soudaineté. Le malade est quelquefois pris de douleurs d'oreille. La surdité avec ou sans douleur est souvent accompagnée de bruits et bourdonnements — surtout chez les enfants — chez quelques personnes, surtout celles qui dorment la bouche ouverte, ronflent assez fortement, et celles chez qui on constate dans l'arrière-nez la présence d'une quatrième amygdale appelée végétation adénoïde. L'inflammation des régions de l'arrière-nez gagne l'oreille : d'où surdité, douleurs et bourdonnements. Les caractères de la surdité catarrhale semblent varier avec l'état des fosses nasales du malade et surtout avec l'atmosphère environnante. En général, ce malade a conservé la bonne perception par le nerf auditif, aussi entend-il très bien tous les objets vibrants, diapason, montre, verre de cristal renversé, tenu entre les dents et que l'on fait tinter.

Le traitement est tout indiqué parce que nous connaissons la cause. Avant tout, il faudra empêcher l'inflammation du nez et de l'arrière-nez. Pour ce faire, on douchera la partie malade avec un

Jet d'au moins 2 mètres de pression. Ces douches faites à la partie postérieure des fosses nasales décongestionnent d'une manière vraiment extraordinaire l'entrée de l'oreille. Dès lors, il suffit d'assurer une gymnastique modérée de l'oreille pour faire recouvrer l'audition. Quand les malades se moucheront, ils devront avoir soin de le faire une narine après l'autre, de façon à ce qu'aucune mucosité ne tombe dans la trompe d'Eustache. Le malade ne doit pas se décourager dans le traitement de la gymnastique de l'oreille. Il faut qu'il se souvienne que l'oreille est un organe mobile et qu'il est nécessaire de lui donner peu à peu la possibilité des mouvements avant de bourrer l'estomac de médicaments.

Le mouvement seul peut ramener la mobilité dans les articulations et la force dans les muscles de l'oreille. Il n'y a pas deux thérapeutiques : les muscles et les articulations de l'oreille qui ont été condamnés à l'immobilité doivent être traités comme tout muscle et toute articulation qui auraient été longtemps au repos ou qui auraient été atteints d'inflammation. Le traitement de la surdité catarrhale a fait d'importants progrès dans ces dernières années, non seulement parce qu'on a pu éloigner les causes les plus fréquentes, la gêne nasale, le catarrhe du nez, les râclements de gorge, les amygdalites et végétations adénoïdes, mais parce que le traitement est mieux compris, s'appuyant sur l'antiseptie dont ont bénéficié le nez et l'oreille. Les vrais spécialistes, ceux qui travaillent, ont pu risquer des opérations qui sont en contradiction avec l'opinion répandue dans le public en général, et ils sont parvenus à des résultats auxquels on était loin de s'attendre. C'est ainsi que Sexton, de New-York, a obtenu une amélioration sensible de la surdité par l'enlèvement du tympan et des osselets. Inutile de dire que depuis cette découverte et ces travaux, certains spécialistes ont annoncé à grand fracas cette découverte comme leur étant personnelle. Nous profitons de la circonstance pour dire que si la surdité catarrhale est rebelle aux injections et aux douches de l'entrée de la trompe d'Eustache, au traitement nasal et au traitement auriculaire, on peut souvent l'améliorer sensiblement par la perforation du tympan, perforation encore en contradiction avec l'opinion populaire et qu'il nous est très difficile de faire accepter par les malades. Le plus grand inconvénient de ces perforations artificielles est qu'elles ne se maintiennent pas, elles se referment, et, dans l'état actuel de la science, *il est impossible d'empêcher ces perforations de se refermer.* La perforation naturelle du tympan que l'on trouve chez les malades est due à la putréfaction et à la pourriture d'une partie du tympan. Pour nous résumer, la surdité catarrhale est guérissable avec un peu de temps; il vaut mieux, pour le malade, être examiné par le médecin que de croire au merveilleux, c'est-à-dire à la guérison par le traitement à distance. Nous engageons le malade à venir nous voir accompagné de son médecin. — *P.-S.* Les Docteurs visitent depuis longtemps votre région : leur écrire à Paris pour être prévenu de leur passage.

BRUITS OU BOURDONNEMENTS D'OREILLES.

Les bruits ou bourdonnements dans les oreilles sont appelés vertiges par la plupart des personnes qui en sont atteintes : ils rendent la vie et le sommeil impossibles. « Guérissez-moi surtout de mes bruits », dit le malade auquel est indifférente la surdité. En effet, cette surdité n'est pas redoutée par le campagnard qui vit seul ; de même l'écoulement d'oreilles (et ses conséquences : paralysie faciale, méningite) laisse indifférent le malade qui n'en souffre pas et qui ne s'inquiète nullement de la destruction de son organe auditif ; mais lorsqu'il a des bruits, des bourdonnements, il s'adresse de suite au spécialiste. Ces bruits varient d'intensité et augmentent suivant les circonstances : si le malade se baisse, est fatigué, constipé ou s'il a une émotion désagréable, les bruits s'exagèrent ou diminuent. La menstruation chez les dames amène ces bruits ; le froid aux pieds, les congestions du côté de la tête, les rhumes de cerveau, les maux de tête, les maux de gorge augmentent aussi les bruits des malades, à un tel point que l'existence leur est à charge et qu'ils sont parfois réduits au suicide, comme nous en avons vu un exemple il y a quelques années.

Causes de ces bruits. — Les bruits sont quelquefois dus à une obstruction du conduit de l'oreille par une accumulation de cérumen ; le bruit peut même, par cette seule cause, acquérir une intensité considérable, allant même jusqu'au vertige. Un mal de gorge, un rhume, comme nous l'avons dit plus haut, suffisent à donner des bourdonnements qui amèneront la surdité.

Nature de ces bruits. — Les bruits sont variables. Tantôt ils imitent un sifflement de vapeur, tantôt une roue qui ronfle (tintement, bourdonnement), tantôt ils produisent la sensation de l'eau qui tombe, bruit de moulin, de pluie ; quelquefois ils sont pulsatifs, c'est-à-dire qu'ils suivent les mouvements du cœur, ce qu'il est facile au malade de constater : en effet, chaque fois que le pouls bat il perçoit un bruit dans son oreille. Il est des malades (assez rares, il est vrai) chez lesquels ces bruits sont perceptibles ; nous en avons trouvé un exemple à Bone. Ayant communiqué le fait au congrès de Rome, nous n'avons pu en obtenir une explication plausible. A ce moment nous avons fait des études intéressantes sur les malades qui venaient nous voir : nous disions à notre domestique, dont l'audition était très fine, de coller son oreille sur celle du malade et, en général, il nous décrivait le bruit dont se plaignait le malade. Inutile de dire que les observations que nous avons faites n'ont pas été crues par nos collègues, qui eux attribuent les bruits à une simple plainte de l'oreille, de même que lorsque nous comprimons brusquement l'œil nous voyons une lumière intense éblouissante, comme on dit vulgairement, trente-six chandelles. Donc, pour eux, ces bourdonnements étant le résultat de la plainte de l'oreille, physiquement ils n'existent pas...

Le traitement des bourdonnements d'oreilles est chose tellement variable qu'il est presque impossible de déterminer un remède exact. C'est surtout dans le traitement des causes que l'on doit chercher la guérison et non par un traitement auriculaire exclusif. Il n'est rien de plus ennuyeux pour un médecin que de se trouver en présence d'une personne souffrant d'une affection de l'oreille et qu'il faut traiter sans toucher à l'oreille. Le premier soin consiste à regarder si le siège de l'affection n'est pas dans l'oreille même, s'il n'existe pas sur le tympan des traces de congestion ou des boutons dans le conduit. Le spécialiste cherchera du côté des dents ou des amygdales s'il n'y a pas un point douloureux correspondant à celui qui est dans l'oreille, bien qu'en général le malade se mette à rire si on lui propose l'extraction d'une dent pour guérir une affection d'oreille. Pour lui donner une satisfaction complète, on a recours à un traitement auriculaire tout en faisant son possible pour modifier leur état général (constipation ou anémie). Souvent il faut soigner les organes voisins : nez, gorge, etc., ce qui prouve que la cause est plus souvent en dehors de l'oreille que dans l'oreille même; et s'il se présente des cas nombreux de bourdonnements provenant de l'obstruction du conduit de l'oreille, il en est d'autres non moins nombreux dont on a eu à chercher la cause en dehors de l'oreille.

Aussi, pour les bruits, bourdonnements, vertiges dont le traitement varie pour ainsi dire avec chaque malade et demande souvent un certain temps pour arriver à la guérison, nous rappelons au malade qu'il est nécessaire avant tout de le voir et qu'il peut toujours venir nous consulter accompagné par son médecin. Cela vaudra mieux que d'écrire à des instituts pseudo-médicaux exploités par des anonymes qui ont la prétention de guérir sans voir le malade. — Ils sont surtout certains d'une chose, c'est de soulager... la bourse du naïf. — N. B. Les Docteurs viennent depuis longtemps dans la région; leur écrire, à Paris, pour être prévenu de la date de leur passage. Ne pas les confondre avec le pseudo-institut Drouet, qui fait insérer dans les journaux des attestations de guérisons signées par des gens qui n'existent pas.

(En voir les preuves à la quatrième page de la couverture de ce livre.)

ÉCOULEMENTS D'OREILLE.

Surdi-mutité des jeunes enfants. — Surdité par écoulements d'oreille. — Méningite mortelle. — Paralysie faciale.

Tout d'abord, il nous faut détruire un *préjugé* très répandu à propos des écoulements d'oreille. Beaucoup de personnes pensent qu'on ne doit pas chercher à tarir les écoulements d'oreille. Il est fréquent de rencontrer des mères de famille qui se feraient scrupule de faire guérir l'écoulement d'oreille de leurs enfants, prétendant que cet écoulement entraîne le « mauvais sang », les « mauvaises humeurs. » *C'est là un préjugé excessivement funeste pour l'avenir de l'enfant,* nous ne saurions trop le dire. L'enfant qui a un écoulement d'oreille n'a pas plus de « mauvais sang » ou de « mauvaises humeurs » qu'un autre; il a une oreille malade, voilà tout. Si, au lieu de l'oreille, c'était son poumon qui fût malade et qu'il crachât et toussât abondamment, vous n'hésiteriez pas à lui faire soigner la poitrine, et vous ne soutiendriez pas que la toux et les crachats sont une excellente chose, contribuant à chasser du « mauvais sang » et des « mauvaises humeurs », que « cela passera avec l'âge », et que, si l'on arrêtait la toux et les crachats, « cela se porterait ailleurs. »

Eh bien, il faut soigner une oreille qui coule comme une poitrine qui tousse. Dans les deux cas, il s'agit non de « mauvais sang », mais *d'organes malades;* la façon de réagir contre la maladie est seule spéciale à chaque malade : le poumon malade fait tousser et cracher, l'oreille malade suppure et coule. Mais l'écoulement, c'est la toux, le crachat de l'oreille. Il faut donc soigner une *oreille qui coule* au même titre qu'une *poitrine qui tousse.*

Les conséquences des écoulements d'oreille sont d'ailleurs graves. La *surdité par écoulements d'oreille* fait réformer chaque année un nombre considérable de conscrits. L'écoulement chronique de l'oreille produit, en effet, peu à peu, la destruction des organes importants de l'oreille : le tympan, osselets de la caisse du tympan, etc. La surdité est la conséquence dès lors fatale de la destruction progressive de ces divers organes de l'audition.

S'il s'agit d'un enfant très jeune, la surdi-mutité en résultera, car l'enfant n'entendant plus les mots ne pourra apprendre à les prononcer, et il sera muet parce qu'il sera sourd.

Dans les cas plus graves, il surviendra des *méningites mortelles.* Nous en avons vu un triste exemple au Mont-Dore. Nous pouvons aussi citer l'exemple d'un haut fonctionnaire de Clermont-Ferrand, de l'enfant d'un instituteur de la Creuse, etc., ce qui démontre le danger des écoulements d'oreille, qui laisse indifférents les malades de toutes les conditions. L'abcès peut gagner le cerveau et en deux ou trois jours conduire à la tombe celui qui semblait jouir de la plus forte santé.

Voilà pourquoi on doit avoir toujours présent à l'esprit ces paroles de Wilde : « Tant qu'un écoulement existera, on ne pourra *jamais dire où il conduira.* » Voilà ce qu'une mère risque à ne pas faire donner à son enfant affligé d'un écoulement d'oreille les soins que nécessite cette affection.

Impossibilité matérielle qu'il y a à bien soigner une oreille qui coule par les moyens ordinairement employés.
Toute oreille qui coule est une oreille qui baigne dans la pourriture.

Le public traite l'écoulement par des lavages répétés plusieurs fois par jour, par l'application de papiers derrière l'oreille, de vésicatoires, par l'emploi en ingestion de dépuratifs. Mais, malgré le traitement, l'écoulement continue et, s'il cesse quelques jours, quelques mois, c'est le plus souvent pour reparaître périodiquement. D'autres fois, il ne se produit même aucune rémission; l'écoulement est installé d'une façon permanente. L'enfant grandit, devient adulte et l'écoulement persiste toujours. Or, les écoulements d'oreille sont, en général, rapidement guérissables, et si les écoulements durent si longtemps, cela tient à l'impossibilité matérielle de bien laver une oreille qui coule par les moyens ordinairement employés. Par le raisonnement, le public comprendra bien le point faible du traitement qu'on lui a prescrit, et pour cela nous nous servirons de l'exemple que nous ne citerons jamais trop et que nous nous permettons de citer encore.

Soit une rivière, A B, ou présentant en C un cul-de-sac, un bouchon, une paille engagés dans ce cul-de-sac. *Or, l'oreille est une cavité remplie d'innombrables culs-de-sac,* et l'injection ordinaire par la seringue de verre, l'irrigateur syphon ou par un autre système, ne peut que remplir ces culs-de-sac *sans jamais les nettoyer.* A la rigueur, l'injection peut diluer le pus, *mais ce qu'il lui est impossible d'accomplir,* c'est de faire *sortir les peaux mortes,* les débris de l'épithélium, de la muqueuse de l'oreille, et les débris absolument imprégnés de pourriture et de microbes.

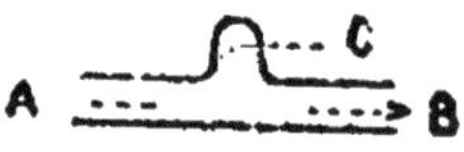

De plus, ce que l'injection par les procédés habituels ne peut faire, c'est de renouveler le sang des vaisseaux de ces régions baignées de pus.

Il faut donc un système qui fouille tous les coins, qui déloge tous les débris, qui fouille tous les culs-de-sac, qui douche chaque partie de la cavité de l'oreille malade, comme on douche un genou, un coude, qui masse toutes ces régions, et pour obtenir ces résultats, il est nécessaire qu'un instrument spécial, absolument spécial, aille jusqu'à l'oreille, c'est-à-dire *s'enfonce* d'au moins *deux centimètres*, ce qu'il est possible d'obtenir *sans l'ombre* d'une douleur, même chez les enfants, malgré leurs mouvements, et qu'en même temps cet appareil puisse faire ce lavage par le conduit interne de l'oreille, c'est-à-dire par le nez. Il est si vrai que le malade porteur d'écoulements d'oreille ne lave jamais bien son oreille, que nous faisons quelquefois avec le malade le pari suivant : rentrez chez vous, lavez-vous ou faites-vous laver l'oreille par qui vous voudrez, *même par votre médecin :* je vous démontrerai qu'elle est encore sale, tandis qu'avec mon système, *que vous emploierez vous-même*, vous userez très peu de liquide et la propreté sera aussi complète que possible : en tout cas, ni vous ni d'autres ne ferez sortir à la suite de ce lavage un atome de débris.

Dans ces conditions, les écoulements d'oreille, justiciables des traitements antiseptiques communs à toutes les plaies suppurantes, doivent comme celles-ci céder à une stérilisation par des lavages médicamenteux que le malade peut faire dès lors *absolument complets*.

Position à donner à la tête pour le lavage de l'oreille. — La *position de la tête* que prendra le malade tout d'abord n'est pas indifférente. Pour s'en convaincre, il suffit, comme nous l'avons déjà montré dans l'article précédent, de remarquer que le fond de la caisse du tympan est situé sur un plan plus bas que l'insertion du tympan et forme ainsi un cul-de-sac dans lequel s'accumulent toujours les microbes et le pus nauséabond. Aussi, pour obvier pratiquement et d'une manière efficace à cet inconvénient, nous recommandons toujours aux malades de tenir eux-mêmes l'extrémité de notre appareil, de l'enfoncer de 2 centimètres dans l'oreille tout en exécutant la manœuvre déjà indiquée d'élévation et de traction de l'oreille en arrière, puis d'incliner la tête sur le côté malade suffisamment pour qu'elle ait une situation horizontale, ce qui rendra consécutivement le conduit auditif vertical. Dans ces conditions, les débris des parties nécrosées, le vieux pus, les matières étrangères de l'oreille sortiront plus facilement, l'action naturelle de la pesanteur s'ajoutant alors à l'action du lavage. Le malade sera prêt ainsi à procéder au lavage, qu'il devra *continuer jusqu'à ce qu'il ne sorte plus aucune trace de pus* par l'oreille. Le malade s'assurera de ce fait et de la propreté parfaite de son oreille malade de la façon suivante.

Comment on reconnaît qu'une oreille est bien lavée. — Quand il s'agit de malades ozéneux, que leur affection fait, on le sait, moucher des croûtes pourries, répandant à l'extérieur une odeur nauséabonde, le moyen qu'ils doivent employer pour savoir si leur nez est parfaitement propre après un lavage consiste à vider, à chaque instant, l'eau de lavage qui vient de traverser le nez et à constater le moment où cette eau sort parfaitement claire et limpide. Eh bien, le malade atteint d'écoulement d'oreille procédera de la même façon pour reconnaître à quel moment son oreille est suffisamment bien lavée. Il décomposera pour ainsi dire son lavage en plusieurs petits lavages successifs, peu abondants chacun (un quart de verre environ) ; il videra à chaque reprise l'eau de ces lavages partiels, et quand viendra le moment où cette eau de lavage sortira de l'oreille parfaitement claire et pure de toute souillure, ce sera le moment où l'oreille sera parfaitement lavée ; le lavage se trouvera complet et terminé. Il n'y a donc pas une quantité invariable de liquide à faire passer chaque fois dans l'oreille ; on doit en faire passer jusqu'à ce que l'oreille soit complètement propre, et le malade sait maintenant comment il peut apprécier et juger cet état de propreté parfaite.

L'oreille, bien lavée, doit être ensuite séchée.

Nécessité et manière de bien sécher une oreille qui vient de subir un lavage. — On sait qu'un des procédés de conservation de la viande consiste à la *dessécher*, soit par l'action des rayons du soleil, soit par la chaleur artificielle. Dans ces conditions, la viande peut rester assez longtemps à l'abri de toute altération putréfactive. C'est que celle-ci, pour se produire, a besoin, comme toute fermentation du reste, non seulement de la présence des microbes, des germes de l'air, mais encore d'un certain degré d'humidité nécessaire à l'activité des germes.

Partout où on aura à lutter contre des infections microbiennes, il faudra donc éviter, tarir avec soin toute humidité qui favoriserait ces infections. Aussi l'oreille qui vient d'être lavée devra-t-elle être séchée très minutieusement. « L'eau est l'ennemie de l'oreille. » (Love.) Si on laisse l'oreille humide, cette humidité constituera non seulement un levain favorable aux microbes pour leur existence, leur développement, mais encore pour leur extension, leur propagation aux organes voisins, l'eau leur permettant d'aller dans toutes les parties qu'elle baigne.

Pour bien sécher une oreille, le malade se couchera d'abord sur cette oreille, de manière à bien favoriser l'écoulement de l'eau qui a pu y rester, ou bien il inclinera simplement, mais assez fortement la tête, de manière à rendre le conduit auditif vertical ; puis il fixera au bout d'une aiguille à tricoter de petits cylindres de coton hydrophile phéniqué, après avoir eu soin préalablement de bien se laver les doigts et s'être curé les ongles. Le petit coton, *mobile* à l'extrémité de l'aiguille à tricoter, sera introduit dans l'oreille avec douceur et le plus profondément possible ; le coton *flexible et dépassant le bout de l'aiguille à tricoter* ne pourra, dans aucun cas, causer la plus petite égratignure. Le coton sera renouvelé plusieurs fois. L'oreille, grâce à ses anfractuosités, est très difficile à bien sécher. Nous conseillons de garder le coton chaque fois dix minutes au moins, et toujours le coton est imprégné d'humidité.

Médicaments à verser dans l'oreille. — Après avoir séché l'oreille, il est quelquefois nécessaire d'y verser une poudre qui a pour but : 1° d'absorber le pus et les sérosité é au fur et à mesure de leur production; 2° de s'opposer à la putréfaction des sérosités formées et d'empêcher ainsi la muqueuse de baigner dans la pourriture. Pour verser le médicament dans l'oreille, le malade prendra la position couchée ou inclinera la tête du côté opposé à l'oreille malade. Celui-ci regardant ainsi en haut, il sera facile à un aide de remplir le conduit auditif avec la poudre indiquée. Il la tassera légèrement avec un petit tampon de coton hydrophile, qu'il laissera à l'entrée de l'oreille, de manière à faciliter l'écoulement du pus.

Grâce à tous ces soins et à toutes ces précautions, une oreille qui coule pourra être guérie en peu de temps. Mais il faut que le malade s'en persuade bien, une fois pour toutes : *Il n'y a pas de médicament capable de guérir une oreille qui suppure, si les plus grandes précautions ne sont prises pour la laver, la désinfecter et la sécher.*

Nécessité du traitement du nez et de la gorge. — Donc voilà l'oreille bien lavée, bien séchée, bien pansée. Ce n'est pas tout. Il faut se rappeler que l'oreille communique avec le nez et la gorge par la trompe d'Eustache.

C'est à ce voisinage, du reste, qu'est dû, dans la plupart des cas, l'écoulement d'oreille qui n'est le plus souvent que la conséquence d'une affection primitive du nez ou de la gorge (coryza chronique, végétations adénoïdes, pharyngites, amygdalites, angines). Le malade peut lui-même très facilement se rendre compte de ces rapports de l'oreille avec la gorge. Outre qu'en faisant ses lavages d'oreille il lui sera maintes fois arrivé de sentir l'eau de lavage passer dans la gorge — ce qui indique assez le rapport de contiguïté de la gorge et de la caisse du tympan — il suffit à chacun de nous de se pincer le nez et de souffler un coup sec et fort. Immédiatement l'air pénètre dans l'oreille, distend le tympan et produit un bruit (flac) qui est facilement perçu. Quand le tympan est perforé, comme cela arrive dans le cas d'écoulements d'oreille, l'air arrivant au tympan produit un sifflement, et, d'autre part, s'il existe des mucosités dans le nez et la gorge, ces mucosités sont chassées de la gorge dans l'oreille. Dès lors, on voit que la présence de mucosités dans le nez ou la gorge influera d'une façon défavorable sur la guérison des écoulements d'oreille, guérison qu'elle rendra impossible.

Le malade, pour éviter toute entrée de ces mucosités dans l'oreille, devra se moucher de la façon suivante : *Il mouchera chaque narine l'une après l'autre*, c'est-à-dire qu'il tiendra seulement une narine fermée avec le doigt pendant qu'il soufflera de l'autre. L'air passera ainsi dans la narine sous une pression modérée, balayant les mucosités nasales, qui ne risqueront pas d'être projetées dans l'oreille par la trompe d'Eustache. (Voir plus haut, *Histoire de la maladie Ozène.*)

Le malade, toujours dans le but d'éviter tout retentissement d'une affection inflammatoire du nez et de la gorge sur son oreille malade, devra prendre les plus grands soins de l'hygiène générale du nez et de la gorge. Le lavage du nez et la douche de gorge ou bain de bouche, qu'il prendra chaque matin, feront donc partie intégrante de son traitement.

Surdité et écoulements d'oreille. — Pour terminer, nous dirons un dernier mot, qui s'adresse plus spécialement à tous ceux qui viennent nous consulter pour la surdité, sans paraître s'occuper autrement de leur écoulement. Le seul souci de ces malades — les plus nombreux — est leur audition. Ils ne prennent pas garde que toute oreille qui suppure est une oreille qui se détruit. Ils ne songent pas que toute oreille qui suppure, c'est la porte sans cesse ouverte à des complications possibles du côté des méninges et du cerveau, qui peuvent mettre la vie même en danger. Or, avant de songer à toute amélioration de l'audition, il faut *avant tout* arrêter la destruction des organes de l'oreille, et, par conséquent, l'écoulement. *On ne doit même pas toucher à une oreille sourde, qui ne coule pas, quand il existe un écoulement de l'autre oreille.* La moindre intervention du côté sain, destinée à l'amélioration de l'audition, exposerait à des abcès, tant que l'autre côté ne sera pas guéri de l'écoulement. La maxime de Wilde doit toujours être présente à l'esprit : « Tant qu'un écoulement existera, on ne pourra *jamais dire où il conduira.* » Donc, c'est à la disparition de l'écoulement d'oreille que devra d'abord songer le malade, et la guérison en sera si rapide, s'il est docile à toutes les règles que nous avons indiquées, que la perte de temps lui paraîtra dès lors insignifiante.

Malades qui entendent moins quand l'écoulement s'arrête. — Il arrive fréquemment que le malade entend moins lorsque l'écoulement est arrêté, et si par négligence du malade l'écoulement revient, le malade entend mieux. De là à tirer conclusion de l'utilité de l'écoulement il n'y a qu'un pas. C'est pourtant une grave erreur dont les conséquences sont funestes. Pour bien comprendre ce que nous allons dire, nous engageons le malade à examiner l'oreille sur une tête de mouton ou de veau; il verra que c'est une cavité close dans laquelle se meuvent les articulations des osselets de l'oreille. Cette cavité, comme toutes les cavités, est humide, afin que le jeu de tous ses organes fonctionne. Lorsque l'audition persiste malgré l'écoulement, c'est que les parties essentielles de l'oreille ne sont pas atteintes, parce qu'elles sont à la partie supérieure, et que le pus s'accumule à la partie inférieure; il en résulte que l'oreille peut entendre, en raison de l'humidité due à ce pus. Dès que l'écoulement s'arrête, l'intérieur de l'oreille sèche, et, par conséquent, les articulations deviennent moins mobiles et le malade entend quelquefois moins. Mais il est facile de comprendre que rien ne sera plus simple que de redonner l'humidité nécessaire au bon fonctionnement de l'oreille par l'introduction de corps gras spéciaux qui rendront l'audition au moins égale, tandis qu'en laissant couler l'oreille on la laisse se détruire, à tel point qu'insensiblement la surdité augmente et devient inguérissable. Le médecin ne remplace pas un organe détruit.

RÉSUMÉ. — Pour guérir l'écoulement d'oreille, il faut : 1º assurer la propreté de tous les *coins et recoins* de l'oreille à l'aide d'un procédé permettant non seulement de débarrasser ces coins, mais encore d'agir sur chaque partie de l'oreille malade comme une douche agit sur une épaule ou une articulation malade, de manière à ranimer la circulation, la vie, en un mot, en chassant par l'effet de la douche et même du massage tout le sang qui gorge les vaisseaux. Enfin, le malade se rappellera qu'oublier de traiter le nez lorsqu'il y a écoulement d'oreille c'est traiter la moitié de cette oreille, c'est laver, nettoyer, panser la moitié de la surface d'un abcès.

N. B. — Nous tenons à la disposition des personnes intéressées l'adresse de quantité de personnes qui nous ont autorisé à citer leur nom, sans le jeter à tout venant.

Nous entendons ne pas être confondus avec le pseudo Institut Drouet dirigé par des gens qui n'ont aucun diplôme médical et qui font insérer dans les journaux des attestations de guérison signées par des gens qui n'existent pas (en voir les preuves sur la quatrième page de la couverture de ce livre).

— Nous guérissons, en général, très vite les écoulements d'oreille. Le malade peut suivre notre traitement seul et sans que cela le dérange de ses occupations. Nous lui offrons comme garantie de lui donner une consultation devant n'importe quel médecin.

— Écrire aux Docteurs, à Paris, pour connaître la date de leur passage.

POLYPES DE L'OREILLE.

Toutes les fois qu'une partie quelconque de notre corps est en contact avec du pus, sur les tissus viennent se former des bourgeons, dits bourgeons charnus, qui semblent avoir pour mission de s'opposer au contact des matières en putréfaction avec les tissus sains. Donc l'oreille, qui par son faible volume et ses nombreux culs-de-sac est constamment en contact dans le cas d'écoulement avec le pus, n'échappe pas à la loi générale. Le fond de l'oreille est-il parsemé de granulations toutes les fois qu'il y a pus depuis un certain temps, au bout d'un court laps de temps ces granulations deviennent des bourgeons, des végétations qui s'accroissent sans cesse et finissent par former le polype de l'oreille. Ces polypes de l'oreille, soit dit en passant, n'ont rien de commun comme structure avec les polypes du nez, qui sont dus à une dégénérescence de la muqueuse nasale et proviennent non plus du contact du pus, mais du contact de la sécrétion nasale. Ces polypes de l'oreille représentent un danger plus immédiat, pour ainsi dire, que l'écoulement d'oreille, en ce sens qu'ils indiquent une inflammation plus grande et une carie osseuse plus avancée. Ils peuvent, en effet, attaquer le nerf facial qui passe près de l'oreille, ce qui amène la paralysie de la face et défigure ainsi l'individu. Ces polypes peuvent encore plus facilement provoquer la méningite, parce que leur volume s'oppose à la sortie du pus et surtout à l'échappement du produit de la desquamation de la muqueuse interne de l'oreille moyenne. Les polypes sont quelquefois accompagnés de masses blanchâtres, en nombre assez considérable, qui rendent très difficile la guérison de l'écoulement d'oreille.

La guérison des polypes de l'oreille ne peut s'obtenir que par l'enlèvement, de même que pour les polypes du nez. Les malades s'y soumettent d'autant plus volontiers qu'entre nos mains de spécialiste l'opération est faite sans *douleur*, sans *hémorragie*, et toujours sans que le malade s'aperçoive de l'enlèvement des premières parties. C'est ainsi que nous pratiquons la plupart du temps. Mais il est dangereux de confier l'opération à des mains non exercées; la paralysie faciale consécutive aux polypes est déjà assez fréquente sans y ajouter l'inexpérience de l'opérateur.

Néanmoins, il ne faut pas oublier qu'après l'enlèvement du polype la cause même du polype subsiste, puisqu'il est dû à l'écoulement d'oreille, et souvent, malheureusement, à la carie de l'os. Dans la première de ces causes, le polype, le malade peut être guéri en se soumettant à des nettoyages et massages faits par notre système, de tous les culs-de-sac qui se trouvent dans l'oreille, c'est-à-dire en ôtant les débris de muqueuses ou les résidus en putréfaction qui se trouvent à l'intérieur du conduit. En douchant toutes les parties internes pour les revivifier, on procédera en même temps à une injection rétro-nasale, de façon à nettoyer l'oreille par toutes ses issues, externes et internes. — *P.-S.* Écrire aux Docteurs pour connaître la date de leur passage.

SYPHILIS DE L'OREILLE.

Les syphilitiques devront attacher la plus grande importance à la vérification de leur audition et de **celle de leurs enfants.**

La syphilis attaque parfois silencieusement l'oreille ; elle peut évoluer très rapidement. A toutes ses périodes, aussi bien dans ses manifestations de début que dans ses manifestations tardives, qu'elle soit acquise ou héréditaire, la syphilis peut amener du côté des organes de l'ouïe des désordres nombreux.

L'otite purulente, les écoulements d'oreille surviennent parfois en quelques jours, et ce qu'il y a de caractéristique, c'est que souvent le tympan se laisse perforer *par le pus sans qu'il se manifeste aucune douleur.*

Cette otite purulente, *qui survient d'emblée* et sans douleur, peut être occasionnée par des plaques muqueuses de l'arrière-nez. De telle sorte qu'il ne suffit pas d'instituer seulement le traitement mercuriel et d'injecter l'oreille, il faut encore aller cautériser dans l'arrière-nez les manifestations syphilitiques, car c'est surtout par ses manifestations dans l'oreille interne que la syphilis est dangereuse pour l'ouïe.

Nous avons été consulté pour une superbe jeune fille, et qui est devenue irrémédiablement sourde parce que pendant des années on n'avait pas reconnu la syphilis héréditaire.

Nous donnons nos soins à un étudiant en médecine possesseur d'une syphilis qu'il croit pourtant avoir bien traitée. La surdité est devenue telle, malgré le traitement spécifique, qu'il a dû quitter l'exercice de la médecine.

Un syphilitique, entendant bien, devient en quelques mois, voire en quelques jours, complètement sourd, et sourd au point que les bruits extérieurs même les plus intenses ne peuvent être perçus.

L'acuité auditive subit une diminution constante et non interrompue.

Aujourd'hui, la surdité est plus intense que la veille ; demain, elle le sera davantage, etc.

La moindre manifestation d'un trouble dans l'audition doit donc mettre en garde le syphilitique ; il faut qu'il voie toujours suspendue au-dessus de sa tête et de celle de sa postérité cette épée de Damoclès, une surdité possible. Néanmoins, des soins compétents mettront le malade à l'abri de tout danger du côté de l'oreille, mais à la condition qu'il suive pendant longtemps un traitement sous la direction d'un médecin spécialiste si possible, et non d'un pharmacien, dont la compétence est discutable. (Écrire aux Docteurs, à Paris, pour connaître la date de leur passage.) — Pour la syphilis générale, lire l'article *Maladies intimes* dans notre livre *la Santé pour tous.*

ECZÉMA DE L'OREILLE.

Comme chacun le sait, l'eczéma est une maladie de la peau qui se rencontre sur toutes les parties du corps. Dans l'oreille, nous le trouvons dans le pavillon et le conduit jusqu'au tympan. L'eczéma du pavillon ne diffère pas beaucoup de l'eczéma des autres parties du corps. Quand il est isolé, il se présente sous la forme de vésicules ou de bulbes irisées, remplies d'un liquide transparent. Peu à peu, des démangeaisons vives se font sentir, le malade se gratte, les bulbes s'infectent de microbes, le liquide qu'elles contenaient se déverse sur les parties voisines, et le mal s'étend grâce à l'irritation amenée par le grattage. D'ailleurs, la partie malade peut sécréter sans que le produit de cette sécrétion se répande au dehors ; ce liquide forme alors une croûte épaisse qui augmente encore l'intensité de la démangeaison et amène une vive douleur. L'eczéma du conduit auditif et du pavillon s'étend du côté du cuir chevelu, surtout si on n'a pas soin de séparer (à l'aide d'une mousseline fine) le pavillon de la partie située derrière l'oreille. Rarement il gagne du côté du conduit, on peut même dire qu'au contraire c'est l'eczéma du conduit qui produit celui du pavillon. L'eczéma du conduit a deux origines : souvent il est dû aux écoulements d'oreille, lesquels sont interminables en raison de la défectuosité des procédés employés pour le lavage de l'oreille et le traitement de ces écoulements ; le plus fréquemment, cet eczéma survient à la suite de furoncle dans le conduit auditif.

Ce furoncle produit une irritation excessivement douloureuse, parce que le tissu sur lequel il est placé est peu flexible et qu'il rencontre un obstacle à l'augmentation de volume en raison de l'étroitesse du canal auditif. Les démangeaisons que produit l'eczéma sont augmentées si le malade n'arrive pas à débarrasser entièrement son canal auditif du produit de la desquamation ou de la sécrétion.

Le traitement de l'eczéma de l'oreille est entièrement du ressort du spécialiste. Il soignera d'abord aussi bien l'affection de peau qu'un autre médecin, puis il faut une grande habitude pour diriger les opérations dans le conduit de l'oreille. La première des conditions pour guérir l'eczéma de l'oreille est de rechercher la cause des écoulements. (Voir ce chapitre.)

Pour éviter les sécrétions, il pourra se servir des appareils construits d'après notre système ; ils ont l'avantage sur les autres appareils construits à cet effet, non seulement d'assurer la plus grande propreté du conduit, mais aussi de permettre à chaque partie du conduit de recevoir un jet perpendiculaire à la direction du conduit. Ce jet a environ une force de 2 mètres. Grâce à ces appareils, on peut se doucher la partie malade comme on le fait dans les villes d'eau au moyen d'une douche en arrosoir dirigée sur la région atteinte. Il faut doucher avec le plus grand soin et ensuite bien sécher l'oreille avec un tampon cylindrique de coton hydrophile qu'on laissera à demeure dans l'intérieur de l'oreille. On pratiquera des attouchements de la partie malade au moyen de liquides antiseptiques, et ce traitement, grâce à nos douches, modifiera bientôt l'état local. Mais la guérison n'est possible que si le malade se soumet au régime sévère des maladies de peau, régime dont nous avons parlé plus haut dans un autre chapitre. L'eczéma de l'oreille (considéré souvent comme rebelle à toute guérison) sera aussi aisément guérissable que celui de toute autre partie du corps, pourvu que le malade suive bien nos prescriptions, éloigne le pavillon de la partie postérieure du crâne, qu'il sèche l'oreille après la douche et qu'il suive exactement le régime ordonné.

Le Dr Delstanche a fait connaître au Congrès de Florence un

traitement utilisé déjà par son père, traitement qui donne les meilleurs résultats. — *N. B.* Les Docteurs visitent souvent votre région. Leur écrire à Paris pour être prévenu de leur passage.

DES DOULEURS DE L'OREILLE.

Les douleurs d'oreille peuvent être occasionnées par des furoncles du conduit. Ici, comme à l'extrémité du nez, les furoncles qui ne trouvent pas de tissu cellulaire pour se développer à leur aise produisent des douleurs atroces par la distension exagérée du conduit. Ces furoncles sont dangereux, car ils sont à répétition si on n'a pas le soin minutieux de tenir le conduit d'une propreté absolue au moyen des antiseptiques. Très souvent les douleurs d'oreille sont le retentissement d'une douleur dentaire ou simplement d'une carie dentaire. Il n'est pas rare de rencontrer des malades qui viennent consulter le spécialiste pour une douleur intense de l'oreille. A l'examen du tympan, le plus souvent on ne remarque presque rien d'anormal, si ce n'est une légère congestion de la région du manche du marteau; mais en examinant les dents et surtout en percutant, on ne tarde pas à trouver une dent malade, douloureuse à la percussion, et dont le pansement bien fait ou l'extraction simple suffit pour amener la guérison de la douleur d'oreille.

Les douleurs d'oreille peuvent encore être occasionnées par des ulcérations ou une inflammation des amygdales de l'arrière-gorge ou du larynx.

Enfin, l'otite catarrhale ou l'otite purulente peuvent occasionner des douleurs d'oreille terribles, qui ne cessent qu'avec la perforation naturelle ou artificielle du tympan. *Si cette perforation ne se produit pas, l'existence du malade est en danger.*

Traitement des douleurs d'oreille. — Le traitement de l'otalgie varie naturellement avec chaque cas. Quand il s'agit de furoncles, des irrigations antiseptiques fréquentes suivies après dessèchement du conduit, de bains de glycérine à 30° phéniquée au 1/10e calment les douleurs et empêchent le développement de nouveaux furoncles. L'incision, qui peut être faite sans douleur, fait disparaître instantanément toutes les souffrances.

Si la douleur a une origine dentaire, ou si elle est la conséquence d'ulcérations ou d'inflammations locales ou générales de la gorge, de l'arrière-nez et du larynx, le traitement local de la partie malade calmera la douleur auriculaire. Si la douleur provient d'une otite catarrhale ou d'abcès de la caisse, le plus simple sera de perforer le tympan, perforation qui ne présente aucun danger pour l'audition. *Le tympan est une membrane à cicatrisation si facile que nous ne connaissons pas de moyen de maintenir une perforation artificielle* lorsque l'oreille est saine.

Dans tous les cas de douleurs d'oreille, quelques gouttes de laudanum dans le conduit externe de l'oreille, la chaleur obtenue par des couches de ouate, permettront de patienter; mais, en raison des dangers qui peuvent résulter de l'attente, le mieux sera de consulter au plus tôt un spécialiste.

De la gymnastique de l'oreille.

La douche d'air. — Le massage du tympan.

L'appareil auditif a pour caractère essentiel la mobilité. Dans la majeure partie des cas, une oreille sourde est une oreille dont la mobilité est diminuée. **Dès lors, avant de recourir aux médicaments, il faut assurer les mouvements** normaux de cet organe.

Un bras plus ou moins ankylosé ne devient pas mobile sans l'aide du massage et des exercices passifs; il en est de même pour une oreille dont le tympan et les osselets sont déplacés ou dont les articulations des osselets et le tympan se sont épaissis. Cette oreille anormale ne pourra recouvrer sa mobilité, son fonctionnement que par l'exercice forcé. A l'individu qui reste couché pendant un mois, on a beau donner des reconstituants et une bonne nourriture, la force diminue au lieu d'augmenter.

Un membre qui reste immobilisé dans un appareil pendant de longs mois s'amaigrit et perd toute vigueur. La condition *sine quâ non* de la force est l'exercice actif et passif.

Voilà pourquoi une oreille sourde doit être soumise à un exercice, à une gymnastique, c'est-à-dire aux *insufflations d'air* et au *massage du tympan.*

Il nous est d'autant plus nécessaire d'insister sur ce point, que les malades ne croient pas même à l'existence et à la nécessité de cette gymnastique de l'oreille. Pour eux, l'absorption d'un médicament partant de l'estomac pour aller, par une mystérieuse attirance, à l'oreille aussi bien qu'au petit orteil, doit suffire à la guérison de l'oreille comme de toutes les maladies: même foi aveugle dans les morceaux de papiers vendus fort cher et qu'il faut coller religieusement derrière l'oreille. Il n'est même pas rare de trouver des malades qui disent fort sérieusement: « *Je n'ai pas suivi son traitement;* il me faisait souffler de l'air dans le nez. »

Si l'on voulait raisonner et s'efforcer de comprendre le traitement qu'on subit, il serait facile de reconnaître l'avantage de la douche d'air. Nous engageons pour cela les malades à se pincer le nez et à souffler un coup sec et fort, sans lâcher le nez; immédiatement, l'air s'engage dans les deux oreilles par la trompe d'Eustache, repousse les deux tympans qui font un petit bruit de soulèvement (flac). Par cette insufflation, beaucoup plus énergique dans la douche d'air, le tympan a été replacé dans sa position normale, s'il était enfoncé; il a été simplement mis en mouvement, s'il est dans sa position normale, mais peu mobile. Or, comme au tympan se trouve fixé le manche du marteau, que ce dernier s'articule avec l'enclume et par suite à l'étrier, il en résulte pour toutes les articulations des osselets de l'oreille une violente mobilisation qui facilite le jeu, augmente le pouvoir des perceptions ou des sons et modifie les bruits anormaux et les bourdonnements.

Dans tout affaiblissement de l'ouïe, il faut donc, au moins dans la majeure partie des cas, *appliquer les insufflations d'air* et le massage du tympan *avant de songer à tout autre médicament. L'exercice le massage* d'abord, le *médicament ensuite.* Tandis que l'exercice et le massage suffisent souvent seuls à donner une amélioration ou à arrêter l'affection et conservent le même degré d'audition, les médicaments agissent rarement seuls et ne viennent que s'ajouter au résultat de l'insufflation.

Enfin, les insufflations d'air, non seulement augmentent la mobilité du tympan et des articulations des osselets, désobstruent la trompe d'Eustache qui relie l'oreille moyenne au nez et à la gorge, mais encore elles compriment tout l'intérieur de la caisse du tympan, et par conséquent les vaisseaux sanguins qui *alternativement se vident et se remplissent de* sang. Il s'ensuit un massage énergique de toute la muqueuse de la caisse, un *renouvellement de sang* dans tous les vaisseaux, donc une activité plus grande de la nutrition. Notre très honoré maître, le professeur Politzer, a bien établi la grande influence de l'insufflation d'air dans de nombreux cas de surdité.

Pour nous résumer, les médicaments ne peuvent être utiles dans les cas de surdité que si on assure les mouvements des organes de l'oreille. Tous les spécialistes sérieux sont d'accord sur ce point. Les résultats ne diffèrent que par la bonne application des médicaments.

Insufflation d'air. — Prendre un peu d'eau dans la bouche, boucher une narine avec la canule nasale et fermer l'autre côté avec le pouce. (Si la canule n'est pas assez grosse pour bien boucher le nez, il est nécessaire de bien serrer le nez autour de la canule pour que l'air ne sorte pas.) Le malade comprimera alors vigoureusement le ballon pendant qu'il avalera. Le malade entend, si l'opération est réussie, ses tympans faire « flac. » Si le malade est maladroit ou s'il s'agit d'un enfant, une deuxième personne comprimera brusquement l'appareil en commandant au malade d'avaler. Le malade se servira alors de ses deux mains pour bien maintenir le nez fermé autour de la canule. — On fera les insufflations d'air tous les matins à jeun et on les recommencera deux à trois fois, à moins d'indication spéciale.

HYGIÈNE GÉNÉRALE

Maladies des Enfants.—Beauté.

HYGIÈNE GÉNÉRALE.

« Mangez peu, et surtout buvez peu » le soir, et vous dormirez toujours bien. Allez le plus possible à l'air. C'est le meilleur de tous les médicaments. A l'heure actuelle, les trois maladies qui tuent un quart du genre humain (tuberculose, pneumonie ou fluxion de poitrine, fièvre typhoïde) *se guérissent aussi bien avec que sans médicaments.*

A Falkestein, en Allemagne, les tuberculeux prennent très rarement des remèdes. On se contente de les faire coucher à l'air, bien couverts sous des vérandas abritées du vent, de huit heures du matin à dix heures du soir, *même en temps de neige.*

Pourquoi n'avons-nous pas dans notre France des installations semblables ?

La nuit, à Falkestein, on laisse la fenêtre entr'ouverte.

« Laissez votre fenêtre ouverte, couvrez-vous bien et vous n'aurez pas froid » (Peter).

Protégez vos yeux et vos oreilles par un bandeau de notre modèle ou enfoncez davantage le traditionnel bonnet de coton.

Portez un tricot pour le cas où vous vous découvririez pendant le sommeil, et la cravate de notre modèle au cou.

Si vous avez peur d'ouvrir la fenêtre toute grande, vous pouvez l'entre-bâiller, de manière à ce que les deux montants du milieu se touchent, mais qu'en haut et en bas existe un espace triangulaire qui constitue le meilleur des ventilateurs.

Il n'y a aucun inconvénient à faire du feu si on ne peut perdre l'idée que le froid est dangereux. Ce que nous préconisons, ce n'est pas la fraîcheur, mais bien le renouvellement de l'air.

Ce nouveau système est si important qu'il n'est pas rare de voir disparaître ou tout au moins diminuer les sueurs profuses de la nuit, qui laissent le malade dans l'abattement le plus complet.

Depuis vingt ans nous couchons la fenêtre ouverte, et cela nous a valu le rétablissement d'une santé délabrée par le séjour dans l'air confiné des pensions.

Nous préconisons principalement notre système d'aération, système auquel nous avons été conduit par ce fait que nous avons vu des malades ne pouvant rester la fenêtre ouverte sans s'enrhumer. (Nous avons eu occasion d'en parler au chapitre : *Nez trop libre*.) Mais c'est ici l'occasion d'insister. Même avec la fenêtre ouverte, le malade peut ne pas respirer l'air pur. Ainsi, s'il se couche dans un grand lit situé à l'angle d'une pièce, il n'aura pas de l'air aussi pur que le malade couché dans un hamac autour duquel l'air pourra circuler. Nous revenons ici à la théorie des points morts dans les courants, théorie dont nous nous sommes déjà occupé dans d'autres chapitres.

Soit une rivière AB, un cul-de-sac C ; il est évident que tout ce qui tombe dans le cul-de-sac échappe au courant. Donc, en partant de ce principe, le lit dans lequel se trouve le malade, s'il est placé dans un coin de la pièce et représente un cul-de-sac, le malade est obligé d'aspirer à nouveau l'air qu'il a déjà aspiré. Pour la même raison, une promenade en voiture découverte est préférable à un long séjour en plein air et à la même place.

Il y a des malades qui ne peuvent respirer que de l'air tempéré (ni trop chaud, ni trop froid) et qui, malgré cela, ont besoin d'air pur. Il est facile de concilier les deux points en chauffant de l'air très pur. On disposera dans les appartements un tuyau de plomb analogue à la conduite du gaz et aboutissant au dehors ; sur le passage de ce tuyau on disposera un mouvement d'horlogerie assurant un courant d'air continu.

Tout en restant dans son lit, le malade pourra recevoir à portée de ses fosses nasales l'air absolument pur qu'il est possible de lui donner sans beaucoup de frais à la température désirée. On construit des appareils de chauffage à la vapeur présentant une très grande surface de chauffe ; de même, on construira des appareils qui, placés sous une flamme de gaz, d'alcool, de pétrole ou autre, pourront, en raison de leur surface et du petit volume d'air ou d'eau qui les traverse, chauffer rapidement cet air ou cette eau.

Ce nouveau système de l'aération continue est si important qu'il n'est pas rare de voir disparaître ou tout au moins diminuer par ce moyen les sueurs profuses de la nuit, qui laissent le malade dans l'abattement le plus complet.

Supprimez les tapis, les rideaux de lit et des fenêtres, etc.

Faites disparaître les tentures, ayez des chambres entièrement nues, à murs unis, où il n'y aura que les meubles strictement nécessaires, faciles à nettoyer, des lits et sommiers de fer.

Ne soyez pas esclave du voisin et ne tenez aucun compte de son opinion. Qu'il vous trouve proprement installé, mais sans aucun de ces trompe-l'œil faits exprès pour accumuler les poussières, emmagasiner les microbes qui porteront le deuil dans les familles le jour où l'on s'y attendra le moins. La plupart des maladies sont contagieuses; on en cultive aujourd'hui les germes dans les laboratoires comme on cultive la levure de bière, le mycoderma aceti du vinaigre, etc.

Les personnes dont les voies respiratoires sont atteintes devront surtout aller à l'air dans les bois, dans les montagnes, respirer un air pur, débarrassé des poussières. Les jours de pluie, il est bon de porter des caoutchoucs.

Régime. — Boire le moins possible et, en général, éviter les alcools, l'eau-de-vie, le café; ne pas oublier que la meilleure boisson est encore l'eau pure et que le meilleur digestif est encore cette même eau.

Manger peu, surtout le soir. On évitera le plus possible les viandes salées ou faisandées, les épices, la charcuterie. Surveiller les dents, même chez les enfants; considérer qu'une dent mauvaise conduit à la carie, à des névralgies et à de mauvaises digestions. On soignera les dents avec de l'eau phéniquée ou du dentifrice saponiné, nettoyant les dents aussi souvent que les mains ou les autres régions du corps.

Faire surtout et fréquemment, soit avec une serviette, soit de la manière indiquée à l'article l'*Hydrothérapie pour tous*, des lotions de tout le corps.

Nécessité absolue de faire de l'exercice. — On ne saurait s'imaginer le nombre de personnes qui sont nerveuses, dyspeptiques, goutteuses ou anémiques, simplement parce qu'elles ne prennent pas d'exercice. Il faut utiliser, dépenser toute la nourriture que nous consommons. Nos muscles sont faits pour travailler, et si, après des repas très substantiels que font la plupart des gens riches, on se laisse aller au repos, il faut payer tôt ou tard d'une manière ou d'une autre l'infraction à la loi naturelle.

Le grand succès des villes d'eaux et des bains de mer tient beaucoup aussi à ce qu'on y prend plus d'exercice au grand air. Si la chasse rend tant de services à plus d'un homme riche, cela tient à ce que sous l'influence de l'émulation, du désir violent de tuer du gibier, il s'entraîne et il arrive à effectuer sans fatigue, sans effort de volonté, *par plaisir*, des trajets considérables.

La chasse ne dure pas toute l'année, c'est un plaisir qui n'est réservé, du moins dans les grandes villes, qu'aux puissants de la finance; aussi nous engageons tous nos lecteurs à faire de la bicyclette. Même les infirmes peuvent faire du tricycle, voire même du bicycle marchant à main ou à deux personnes, dont l'une sert d'aide. Ne pas oublier que de se condamner à l'immobilité c'est se condamner à une mort prématurée.

MALADIES DES ENFANTS.

Parmi les maladies qui frappent surtout les enfants, il faut citer en première ligne celles qui sont dues au fonctionnement défectueux des organes lymphatiques. Plus développés, ou du moins plus actifs dans le jeune âge, ces organes se surmènent facilement et accusent leur mauvais état par un gonflement anormal (gonflement des joues, des lèvres, surtout de la lèvre supérieure, hypertrophie des ganglions, *glandes*). Cet état congestif produit et entretient des lésions organiques permanentes qui se manifestent par tout un cortège de symptômes.

1° Du côté de l'arrière-gorge et des fosses nasales. — Les enfants sont facilement atteints par les rhumes de cerveau, maux de gorge, amygdalites, angines, scarlatines : c'est aussi parmi eux que sévit presque uniquement le *croup*, cette épouvantable maladie qui fait encore aujourd'hui tant de victimes. Les sécrétions du nez formées pendant la nuit tombent dans l'arrière-gorge, la gonflent, l'obstruent, l'irritent de la même façon que s'enflamment, chez un enfant mal mouché, la lèvre supérieure et le pourtour des narines. Nombreux sont les enfants qui **parlent du nez**, ont la **bouche toujours béante**, avec cet aspect typique, ce faciès hébété qui a perdu tout relief, toute expression ; l'effacement des traits du visage leur donne un air niais avec leur bouche toujours ouverte qui les rend quelquefois la risée de leurs camarades. Ce fait de la **bouche ouverte**, d'où résulte l'aspect toujours inquiet du visage, constitue un véritable état pathologique dont **il est possible** de débarrasser ces pauvres enfants. Ceux-ci ont le matin la *bouche amère*, **l'haleine forte** ; dormant la bouche ouverte, ils ronflent plus ou moins la nuit, sont souvent couverts de sueurs profuses, se réveillent quelquefois en sursaut, dans l'anxiété. On attribue cette grande agitation à des cauchemars, alors que la gêne nasale en est souvent la seule cause.

2° Du côté du poumon. — Ces enfants s'enrhument pour un rien, ont des bronchites, des rhumes de poitrine à répétition : quelquefois des crises d'asthme, de la toux coquelucheïde. Leurs poumons constamment exposés, grâce à l'obstruction nasale, à l'inspiration directe d'un air froid chargé de poussières (microbes), devient sujet à toutes les maladies de cette région (poitrinaires).

3° Du côté des yeux. — Les conjonctivites, les blépharites ou rougeurs des paupières, les taches sur l'œil sont fréquentes et d'autant plus difficiles à guérir, que les oculistes ne tiennent aucun compte de l'arrière-nez.

4° Du côté des oreilles. — La surdité plus ou moins fréquente apparaît *surtout par moments*, et tel enfant considéré comme distrait, intelligent, n'est bien souvent qu'un sourd. S'ils ont des écoulements d'oreilles, ils sont intarissables, fétides, dangereux à cause de la méningite possible, parce que médecins et malades ne tiennent pas compte de l'arrière-nez.

5° Du côté de l'estomac et du système nerveux. — Ces malheureux petits êtres, respirant mal, s'aérant mal, avalant les mucosités qui tombent du nez dans la bouche, ayant de la difficulté à téter s'ils sont au sein, deviennent chétifs, anémiques, pâles, ont des digestions difficiles, manquent d'appétit, sont plus ou moins constipés, d'une grande irritabilité, leur front est toujours chaud, sont sujets aux maux de tête, ils ont l'attention difficile.

6° Du côté de la peau. — Leur peau, comme leurs muqueuses, est d'une grande susceptibilité, aussi ces enfants sont-ils quelquefois sujets aux boutons, dartres, eczémas, croûtes, pellicules, crevasses, engelures, démangeaisons, etc.

7° État général. — Respirant mal, digérant mal, ils deviennent rapidement anémiques. Leur charpente osseuse se développe imparfaitement, leurs dents sont quelquefois mal implantées ou se carient rapidement; à la longue, leur poitrine s'émacie. Le fer, le quinquina, l'huile de foie de morue, les phosphates, les reconstituants de toute sorte ne produisent sur leur état aucune amélioration.

Notre traitement spécial pratique, pouvant être appliqué par les malades eux-mêmes, nous a été indiqué après de longues recherches et surtout *de nombreux voyages à l'étranger*, par l'étude des causes mêmes de la maladie. Il modifie l'état général des petits déshérités, et sous son influence on voit l'être chétif, sujet à toutes les maladies que nous avons énumérées, devenir vigoureux et plein de santé. Les guérisons obtenues chaque jour par notre traitement, dont on pourra se rendre compte à notre consultation, auprès des malades eux-mêmes, en sont la meilleure preuve. D'ailleurs, les malades peuvent toujours venir nous consulter avec leurs médecins, nous nous entendrons presque toujours volontiers.

TABLE DES MATIÈRES

Toulouse, Imp. DOULADOURE-PRIVAT, rue St-Rome, 39. — 6180

NE PAS NOUS CONFONDRE

AVEC

La maison anglaise se *disant* INSTITUT et connue sous le nom de

L'INSTITUT DROUET

Journal de la Surdité (le même depuis 7 ans), qui
ATTIRE les malades en faisant publier aux journaux de

FAUSSES GUÉRISONS

Dans un seul numéro du « Petit Journal » (15 février), le
pseudo-Institut annonce comme guéris :

Marie MORÉAS, 25, rue Judaïque, Bordeaux (inconnue à cette adresse). —
M. GROS, employé de commerce, rue Bonnel, Lyon (inconnu). — L'abbé DROUOT,
curé d'une commune de la Sarthe (inconnu à l'évêché). — Céline CARRÈRE (sourde
depuis 30 ans), rue Saint-Luc, Nîmes (inconnue). — DUBOISSET, cultivateur à
Fraise (inconnu). — Mlle ROUSSEL, rue des Petits-Carreaux, Paris (inconnue), etc.

Nous avons aussi de nombreuses lettres envoyées aux adresses indiquées et
qui nous sont revenues avec la *mention* : Inconnu. Nous laissons le public
juge de pareils procédés, et nous prions nos malades de faire connaître ces faits
à leurs médecins, à leurs pharmaciens et aux malades de leur connaissance.
— Nous nous en rapportons en outre à l'avis de votre médecin et de votre
pharmacien sur la valeur scientifique et morale du pseudo-*Institut DROUET*.

Autres preuves de la fausseté des attestations du pseudo-*Institut DROUET*. —
La *Revue médicale* du 30 juin publie un article de l'*Auvergnat de Paris* du 23 mai.
Voici un extrait : « Nous avons eu la curiosité d'écrire aux malades que le
pseudo-*Institut DROUET* prétend avoir guéris. Les lettres recommandées nous
sont revenues dans la proportion de 9 sur 12 avec la mention : INCONNU. »

Le *Bulletin du Syndicat des Pharmaciens de France* de juin, parlant des
fausses attestations du pseudo-*Institut DROUET*, cite le même article et dit :
« Là encore, les syndicats devraient demander justice au nom de tous, public
compris. » (Voyez d'ailleurs votre pharmacien.)

Autre preuve. — *XIX{e} Siècle*, 6 mai 1891 : « ..... en cette maison, on le voit,
quand *on a besoin d'une attestation, on se l'octroie* tout simplement, et une demande de médicament se transforme sans peine en l'affirmation d'une guérison. »

Autre preuve. — *Lanterne* du 11 oct. 1891 : « Un autre nous signale le men-
songe-réclame paru dans un grand journal parisien. Il s'agit d'une religieuse de
88 ans, sourde depuis 30 ans, et qui aurait recouvré l'ouïe après 40 jours de
traitement. Inutile de dire que cette histoire a été publiée au coin du feu. »

Autre preuve. — La *Coopérative des Annonceurs* a offert aux journaux
mille francs s'ils démontraient que la moitié des attestations de guérison que leur
fait publier le pseudo-*Institut DROUET* (*Journal de la Surdité*) étaient vraies.

Autre preuve. — Le *Syndicat des Docteurs-Pharmaciens*, en fournissant à tous
les médecins et pharmaciens le dossier du pseudo-*Institut DROUET*, les a invités
à demander à leur député « d'annexer au projet de loi sur la Pharmacie et la
Médecine, un article punissant les fausses attestations. » Nous pourrions donner
d'autres preuves. Nous préférons vous inviter de nouveau à demander à votre
médecin et à votre pharmacien leur opinion sur la valeur scientifique et morale
du pseudo-*Institut DROUET* et de son organe le *Journal la Surdité* (toujours le
même depuis 7 ans, la date seule change), dirigés l'un et l'autre par un *ancien
groom* anglais, le sieur **Derry**, qui ne possède aucune espèce de diplôme
médical, pas même d'herboriste.

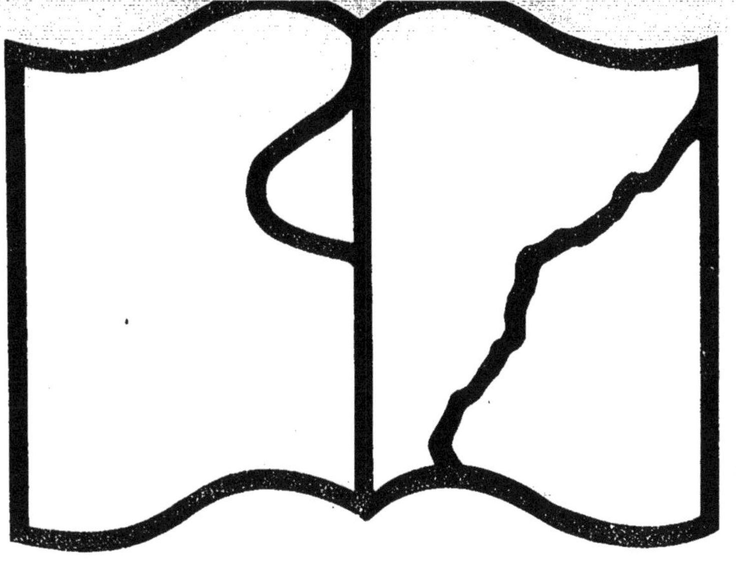

Texte détérioré — reliure défectueuse

NF Z 43-120-11

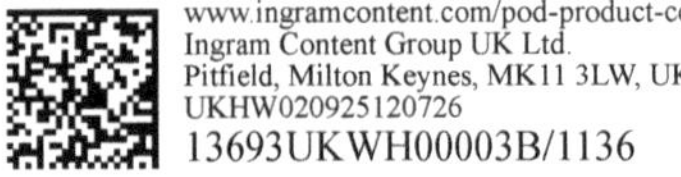